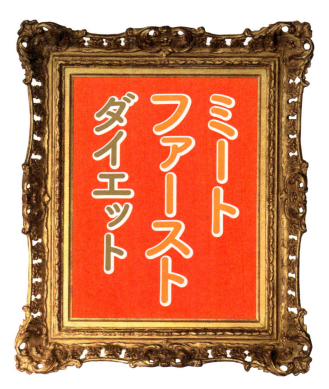

ミートファーストダイエット

ダイエット外来医師
工藤孝文
Takafumi Kudo

Meat first diet

JN223481

ワニブックス

Q

肉《ミート》を
食事の最初《ファースト》に食べると、
なぜやせられるの？

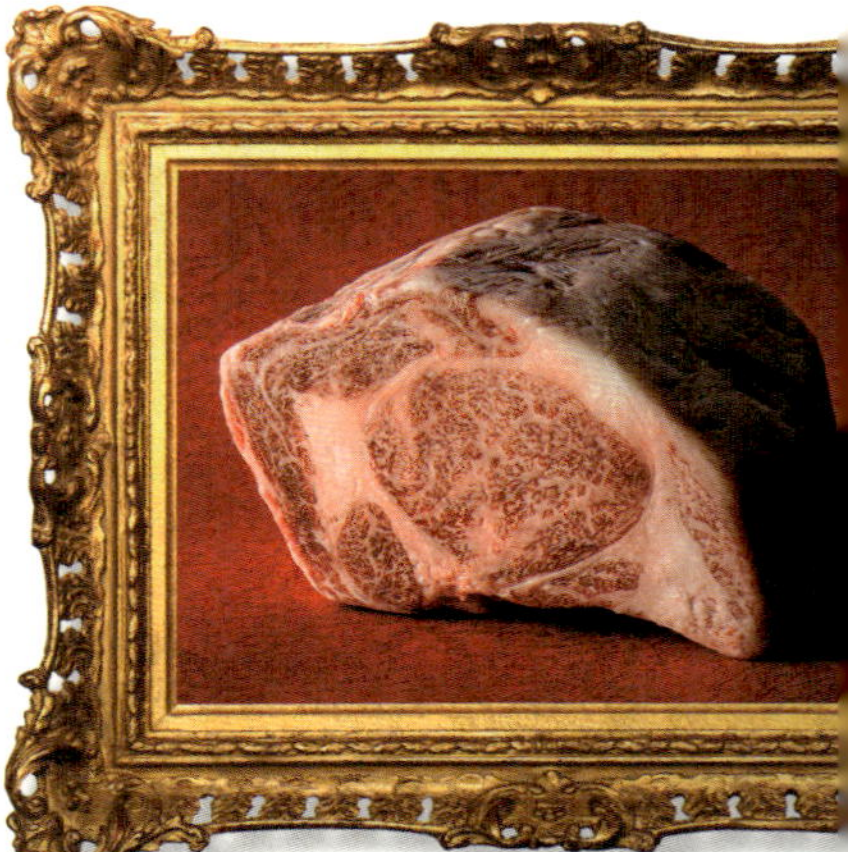

A

肉を食べることで、
脳が「食後だ」と勘違いして、
すぐおなかいっぱいになるから
自然とやせられるのです!!

食べて楽やせ！ミートファースト効果の

楽やせ効果 1

ちょっと食べただけでおなかいっぱいに！

肉を食べたときの胃もたれする感じ……。それをダイエットに応用！　肉の脂には満腹感を早く感じさせる効果があるんです。

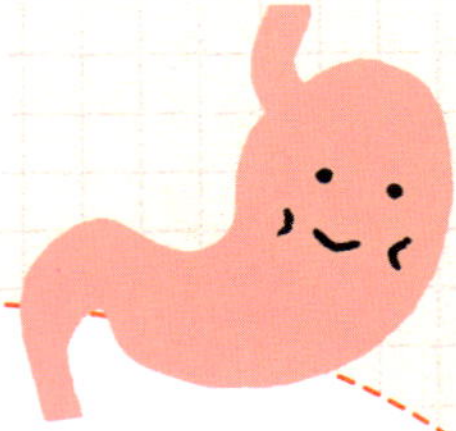

楽やせ効果 2

まるで魔法みたい！胃が小さくなって少食に！

最新研究でわかったインクレチンという消化管ホルモンには胃を休息状態※にする作用があり、そのカギとなるのが肉の脂なのです。

※胃の休息モードとは、満腹感が早まることで速やかに胃腸のぜんどう運動が収まるという意味。

ここがスゴい！

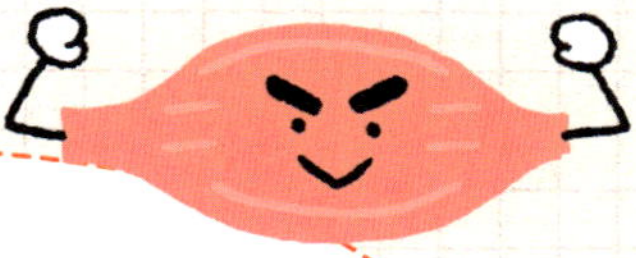

楽やせ効果③

不思議なほど おなかが すかなくなる！

肉の脂（長鎖脂肪酸）によって分泌されるインクレチンの効果で、血糖値の乱高下がなくなって安定し、食欲がおさまります。

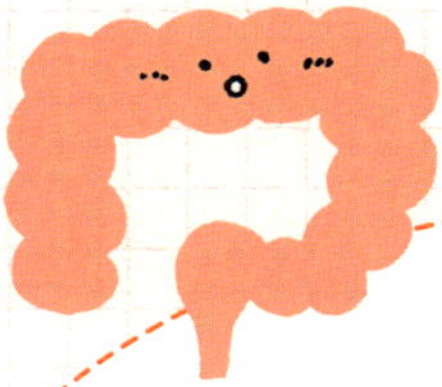

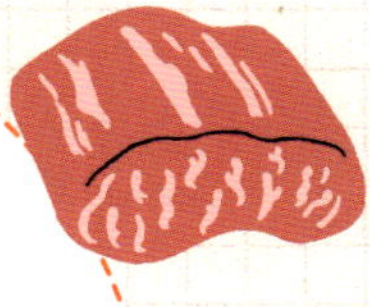

楽やせ効果④

食べても太りにくい 究極の やせ体質に変身！

肉を食べて体のタンパク質量を増やすことで筋肉が増え、脂肪が燃えやすくなり、基礎代謝の高い“やせ体質”が手に入るのです！

おいしく
食べてやせる!

少食になって
無理なくやせる!

とにかく時代は、
肉《ミート》が最初《ファースト》なんです!

糖尿病&
脳梗塞防止!

認知症&うつ予防!

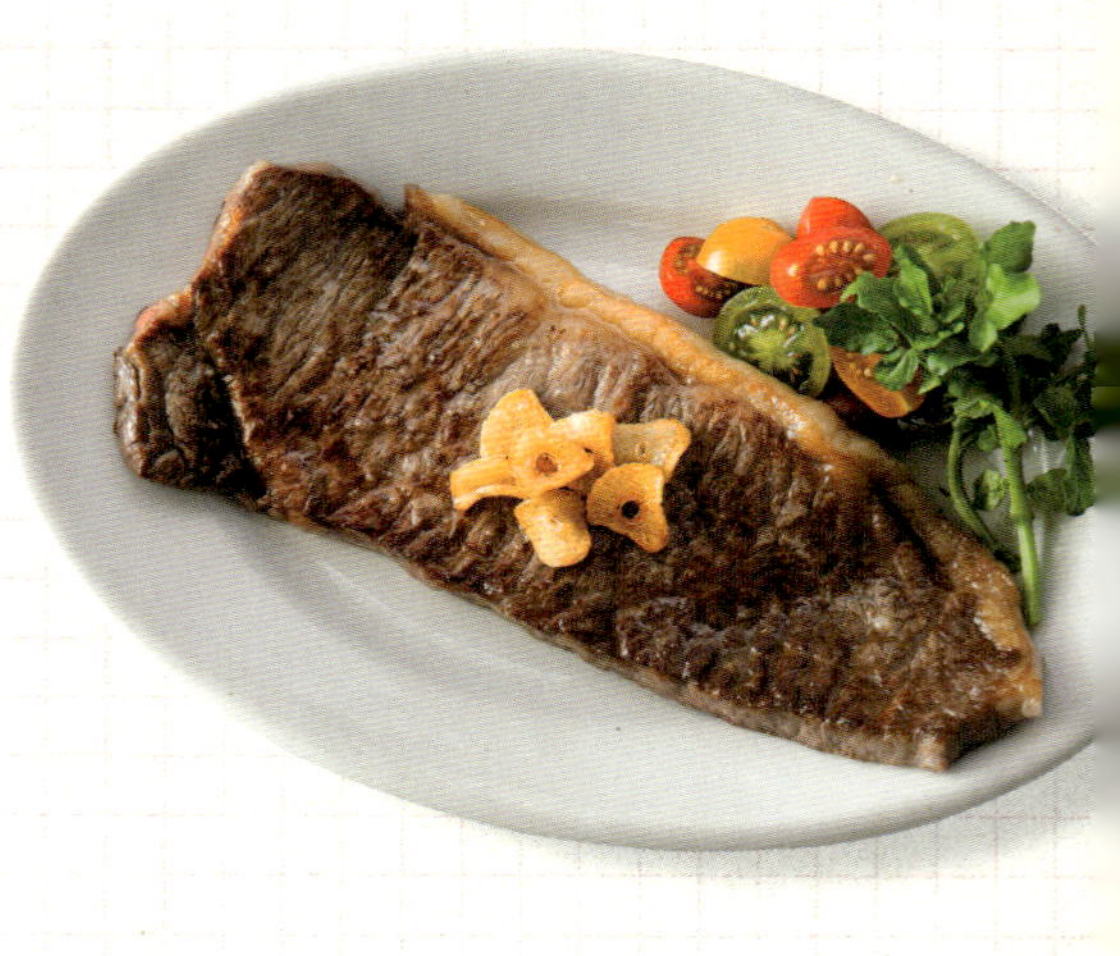

＼ベジファーストはもう古い！／

食べる順番の新常識

① 肉《ミート》

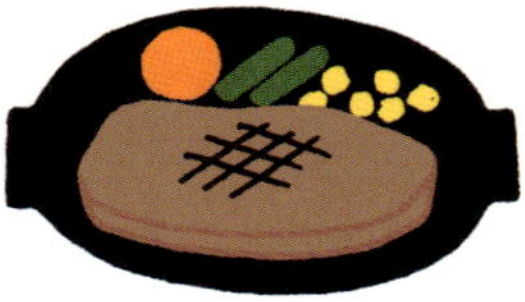

「インクレチン効果」で楽やせできる！

↓

② 野菜《ベジタブル》

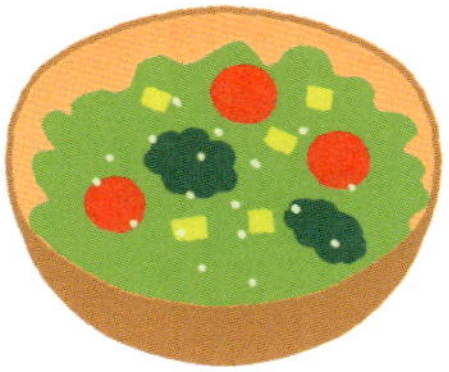

腸内環境を整えるため、野菜を2番目に食べる！

↓

③ 炭水化物《ごはん》

ごはんは食事開始の
15分後から食べてOK!

さあ、楽にやせて
健康になる
ミートファースト
ダイエットを
はじめましょう！

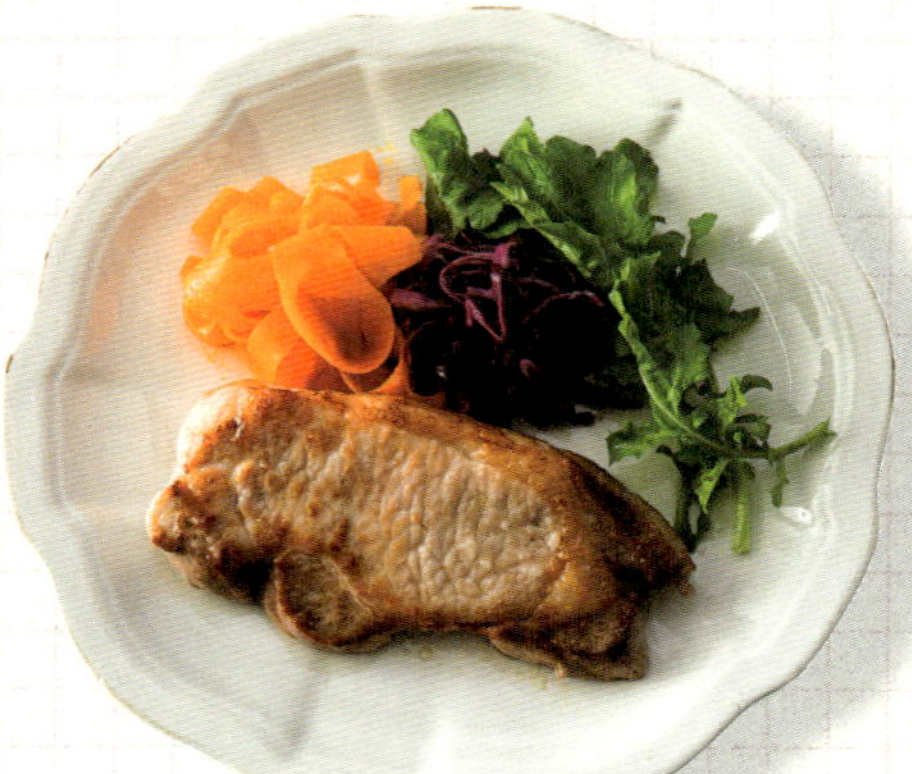

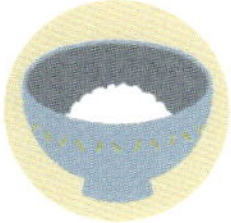

PART 1 奇跡のミートファーストダイエット

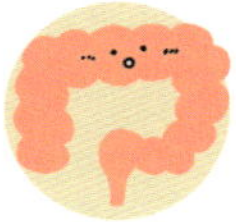
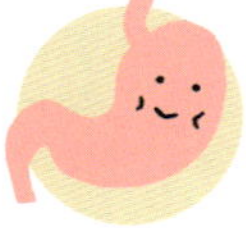
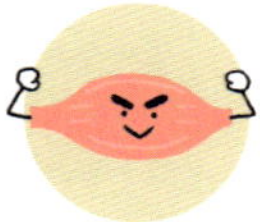

PART 2 ミートファーストの驚くべき健康効果

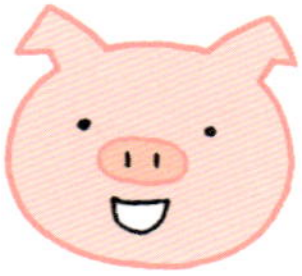
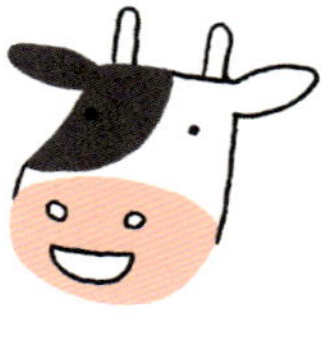
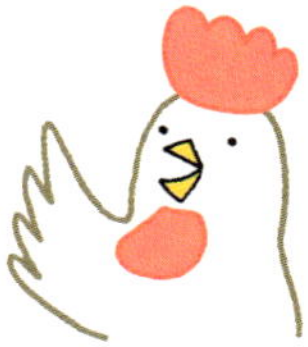

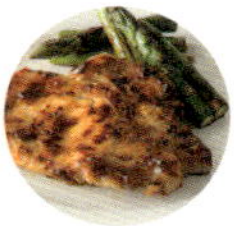
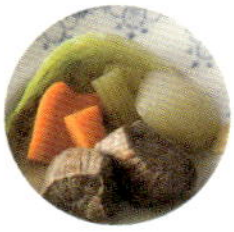
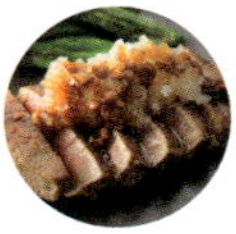

PART 3 どんな肉《ミート》を食べればいい? ミート徹底ガイド

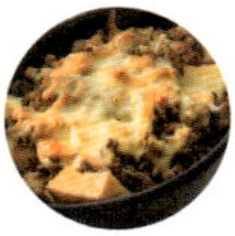
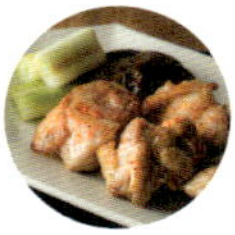
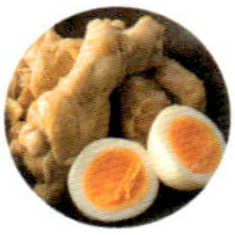
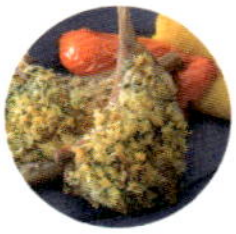

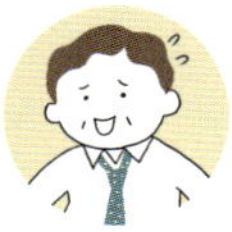
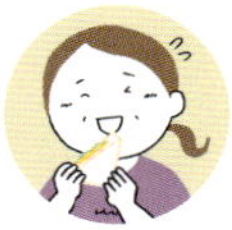
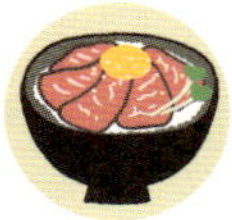

PART 4

今日から実践！ミートファーストダイエット

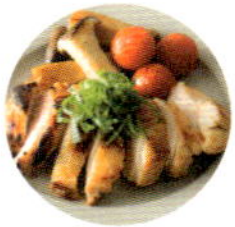

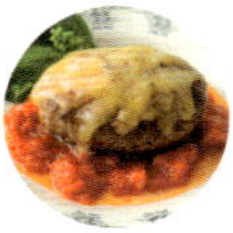

PART 5 ミートファーストダイエットがうまくいく裏ワザ、教えます

PART 1

奇跡のミートファーストダイエット

肉を食事の最初に食べることによって生まれる
究極のやせホルモン「インクレチン」。
最新の研究で明らかになったその効果を活用した
画期的な食べる順番ダイエットです。

食べ順を変えるだけでやせる！ミートファーストダイエット

最新研究で次々に新事実が発見される昨今、食事の際に野菜→肉→炭水化物の順で食べてやせる「ベジファースト」はすでに過去の常識となりつつあります。そして今、**肉を先に食べ、そのあと野菜→炭水化物の順で食べる「ミートファースト」の驚くべきダイエット効果が注目されているのです。**

ベジファーストは、糖や脂質の吸収を抑える食物繊維（野菜）を先に食べて、脂肪蓄積・肥満の原因となる血糖値の急上昇を抑えるという理論でした。

一方、ミートファーストは、タンパク質や脂質によって分泌されるインクレチンという消化管ホルモンの働きで食後血糖値の上昇を防ぐだけでなく、大幅な食欲抑制効果や満腹感も得ることができるという最新の研究をベースにした「食べる順番ダイエットの新常識」なのです。

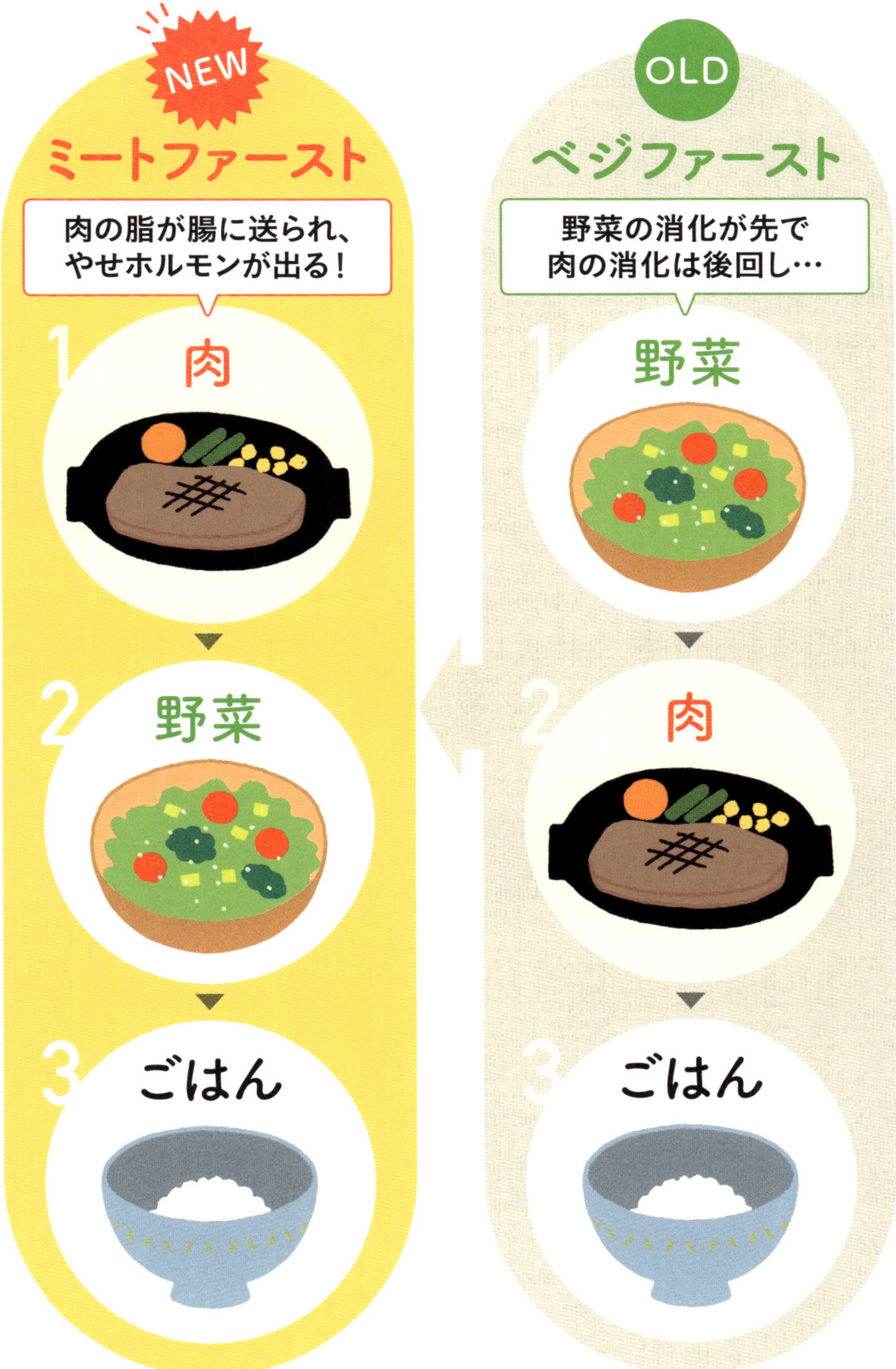
NEW
ミートファースト
肉の脂が腸に送られ、
やせホルモンが出る！
1 肉
2 野菜
3 ごはん
OLD
ベジファースト
野菜の消化が先で
肉の消化は後回し…
1 野菜
2 肉
3 ごはん

ダイエット効果1

血糖値の乱高下を抑えて太りにくくなる！

ミートファーストの数あるダイエット効果の一つに、肥満の原因となる食後血糖値の上昇を抑える作用があります。これには、肉によって分泌される消化管ホルモンのインクレチンが深く関わっています。インクレチンの成分がすい臓に働きかけ、血糖値を調整するホルモン＝インスリンを必要に応じて増やし、さらに血糖値を上昇させるグルカゴンの分泌も抑えてくれるのです。

肉はほとんど糖質を含まない上、インクレチンによる血糖抑制作用があるため、食事のはじめに食べることで効果が最大限に発揮されるのです。

米国では、この効果に着目し、インクレチンと同様の働きを持つダイエット薬（GLP－1）が、2型糖尿病治療のほか、重度の肥満治療にも活用されています。つまり、インクレチンの効果を生かす「ミートファーストダイエット」は、最先端の医療に基づいた最強のダイエット法といえるのです。

実は、野菜や炭水化物によってもインクレチンは分泌されるのですが、肉の脂質に対する分泌反応のほうが速く、胃酸の分泌が抑えられ、腸の消化スピードも遅くなるため、血糖値の上昇を抑えるには肉を先に食べるほうが有効なのです。

そもそも、血糖値の上昇はなぜ肥満を招くのでしょうか？　食べ物を食べると小腸から糖が吸収され、血糖値は15～30分かけてゆるやかに上昇します。するとインスリンが分泌され、エネルギーに変換されたり余分な糖は脂肪に変換されたりします。

ところが、空腹時にいきなり糖質を多く含む炭水化物を食べると血糖値が急上昇し、通常より多量のインスリンが分泌されます。血糖値が高い状態が続くと、血液中に活性酸素が生まれて細胞や血管の壁を傷つけてしまうためです。

その結果、糖分が必要以上に脂肪に変換されて太りやすくなるのです。さらに多量のインスリンで今度は血糖値が急降下するため、血糖値を正常に戻すために再び糖質を含む食べ物を欲するという悪循環を生み出してしまいます。

こうした理由から、血糖値のコントロールがダイエットのカギになるのです。

ホルモン"インクレチン"

に十二指腸に送られるため、いち早くインクレチンを分泌させる効果が期待できます。一方、野菜を食べてもインクレチンは分泌されますが、胃で分解された後、腸で腸内細菌と結びついて短鎖脂肪酸となりインクレチンが分泌されるため、少々遠回りなルートと言えます。ちなみに、肉のタンパク質も腸内細菌と結びつき短鎖脂肪酸となるため、ダブルルートでやせホルモン効果を得られるのです。

長鎖脂肪酸に反応して、最短ルートでインクレチンが分泌！

タンパク質も短鎖脂肪酸になり、ダブルでインクレチンが分泌！

＼もうおなかいっぱい！／

奇跡のやせホルモン

インクレチン

遠回りルートでインクレチン分泌に時間がかかる…

短鎖脂肪酸が発生

短鎖脂肪酸からようやくインクレチンが分泌！

肉は野菜よりも早く食後状態に!!

- 脂は胃をスルー
- 脂は腸でいち早くインクレチンに！
- タンパク質からもインクレチンが発生

※胃の休息モードとは、満腹感が早まることで速やかに胃腸のぜんどう運動が収まるという意味。

食後状態を作る！やせ

海外の肥満治療薬でもその効果が活用されている消化管ホルモン「インクレチン」。腸でインクレチンが分泌されると、脳が全身に食後のサインを出すため、胃も小さくなって、これ以上食事を入れないよう休息モード※に入ります。このメカニズムを利用しているのが「ミートファーストダイエット」。肉の脂肪（長鎖脂肪酸）は、炭水化物や食物繊維と違い、口や胃で分解できず胃をスルーし、すぐ

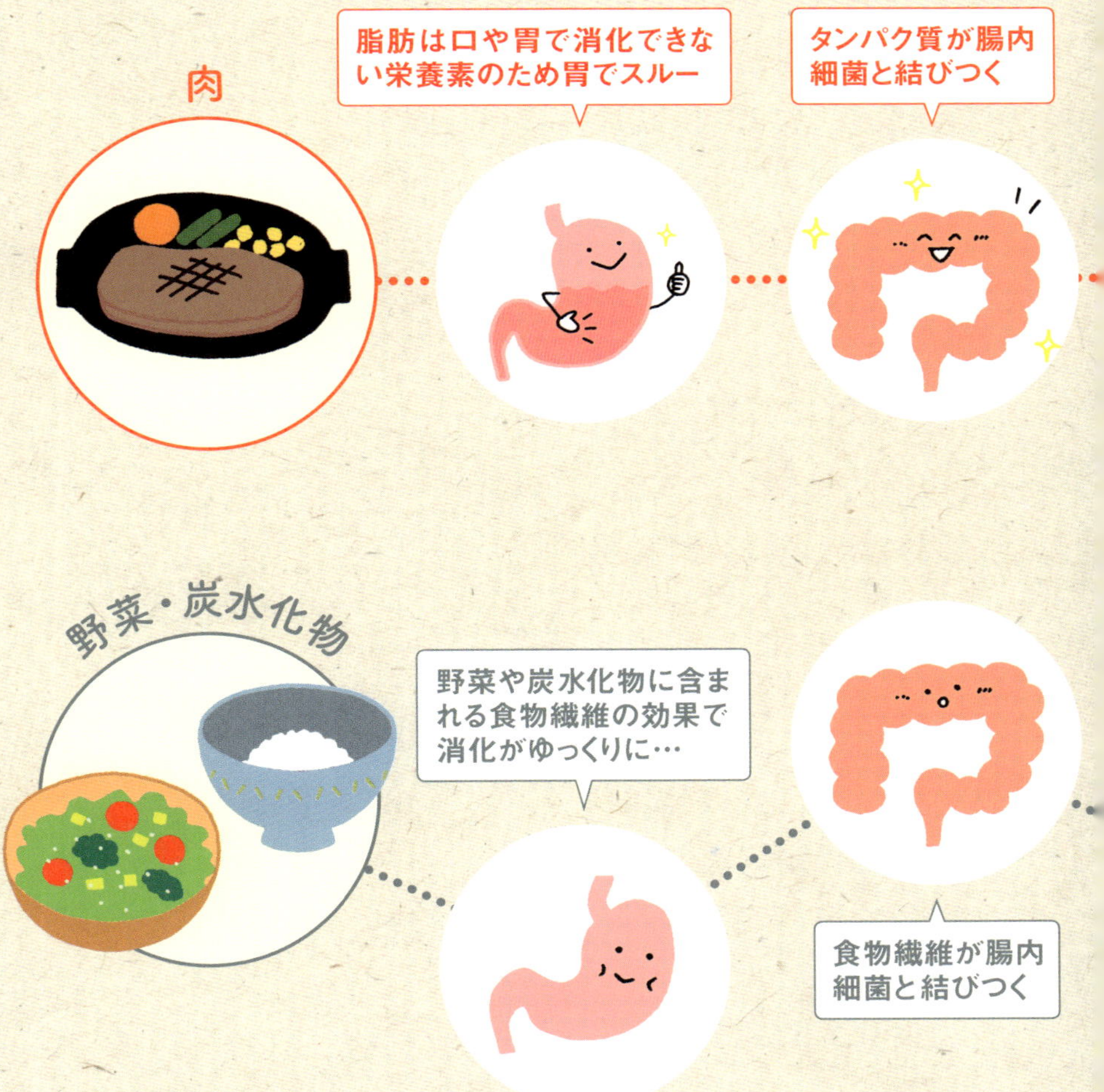
肉
脂肪は口や胃で消化できない栄養素のため胃でスルー
タンパク質が腸内細菌と結びつく
野菜・炭水化物
野菜や炭水化物に含まれる食物繊維の効果で消化がゆっくりに…
食物繊維が腸内細菌と結びつく

に食べるだけで、いメリットが!!

インクレチン（やせホルモン）

すい臓
- 血糖値を上昇させるグルカゴンの分泌が低下

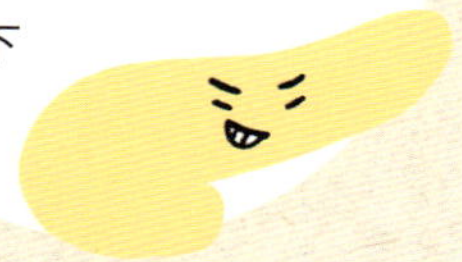

免疫
- 免疫力アップ
- 炎症を減らす

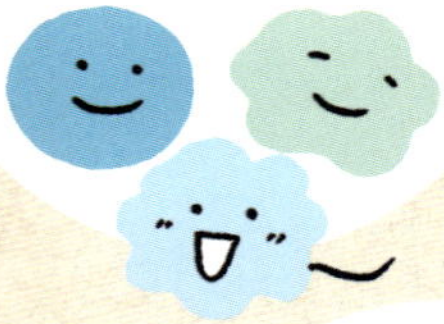

脳
- 満腹信号が出て食欲が抑えられる
- 神経保護

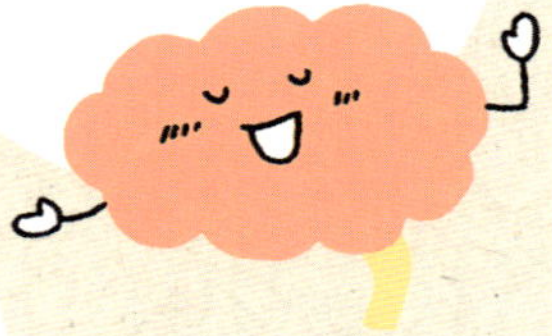

心血管
- 血管拡張により心筋梗塞と脳梗塞を予防

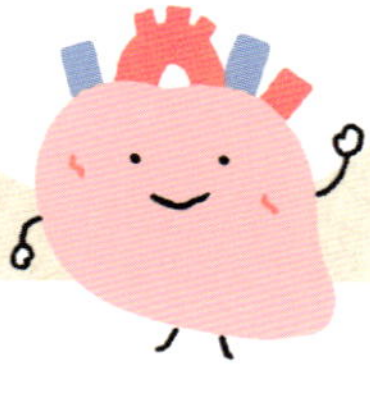

肝臓
- 脂肪肝を防ぐ

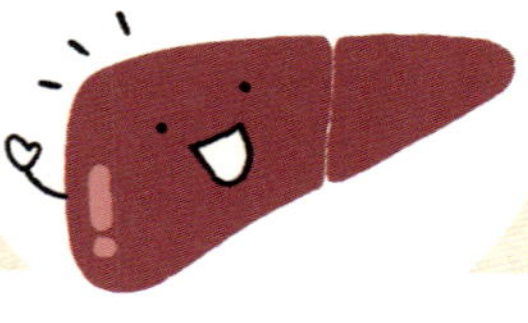

つまり…肉《ミート》を最初《ファースト》こんなにスゴ

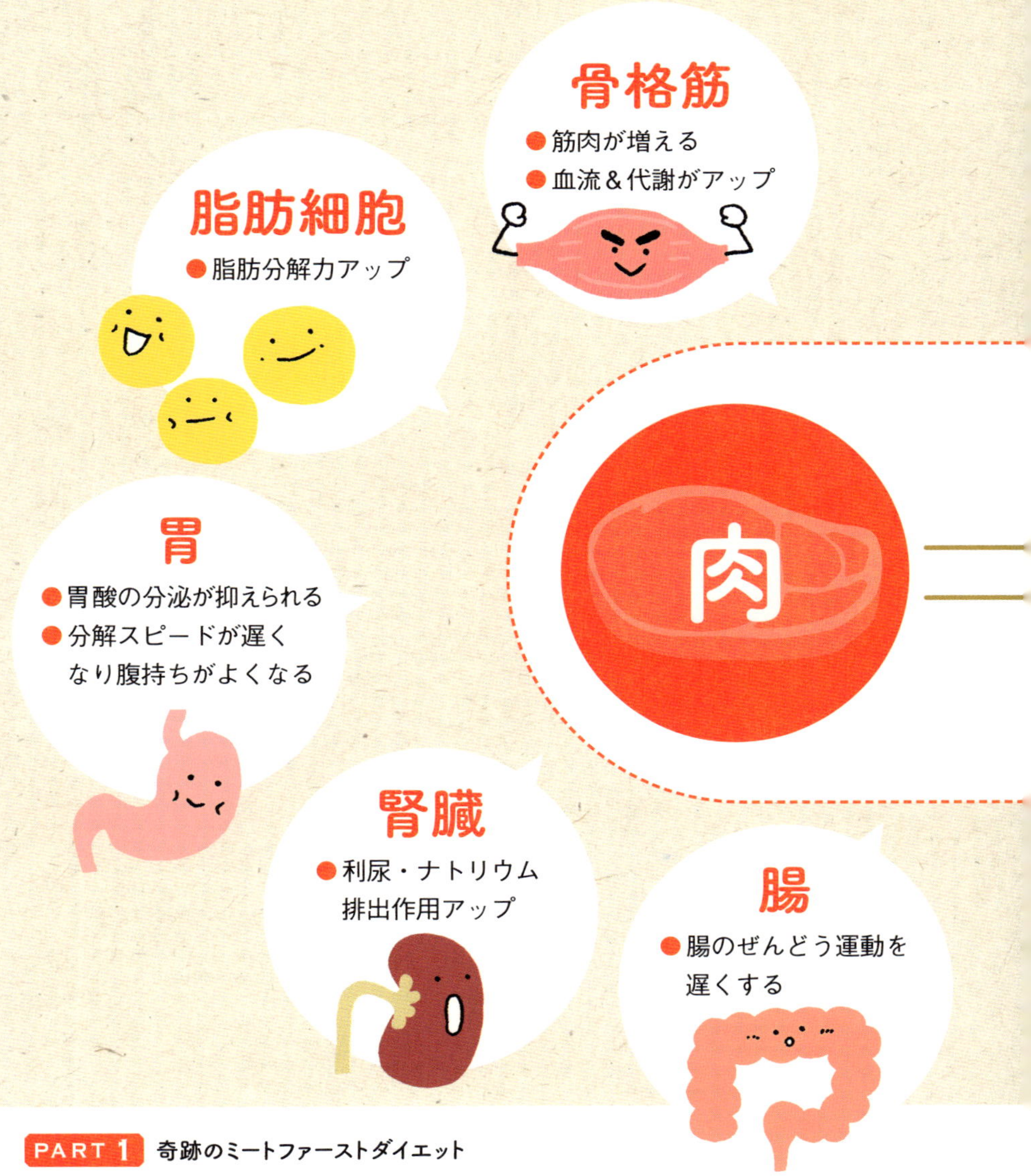

ダイエット効果2

食欲が抑えられて自然と少食に！

脂たっぷりのおいしい霜降り肉を食べていると、すぐおなかいっぱいだと感じることがありますよね。胃もたれのような、あの肉独特の満腹感に、ミートファーストの食欲抑制効果の秘密が隠されています。

通常、食べ物が胃に入ってくると、胃は活発に動きながら食べ物の量に応じてどんどんふくらんでいきます。しかし、肉をはじめに食べると、肉に含まれる脂質により、早い段階で消化管ホルモンのインクレチンが分泌され、すぐに胃のぜんどう運動や伸縮は抑制されていきます。

こうしてまだ食事がはじまったばかりにもかかわらず、インクレチンの作用によって胃はまるで食後のような〝休息状態〟になって食欲を感じなくなるのです。

さらに、インクレチンは食欲をコントロールしている脳の満腹中枢にも直接働きか

けてくれるため、肉をはじめに食べるとすぐに「おなかいっぱい！」と感じることになるのです。

なかでも、肉の脂質によるインクレチンの分泌反応は非常に速く、脂が多い霜降り肉を食べるとすぐに満腹感が生じるのはこのため。加えて、インクレチンだけでなく脂質自体にも脳の空腹中枢を遮断して食欲抑制を促す効果があることがわかっています。

また、肉特有の食べごたえも満腹感に関係しています。肉を食べる際によく噛むことが感覚的な満足感をもたらすだけでなく、脳の満腹中枢に刺激を与えてくれるためです。

肥満の人は、脳が糖質中毒になっていて食欲が抑えられず負のループに陥っている場合が多くあります。**そうした場合にも、ミートファーストの食欲抑制効果や咀嚼による脳への伝達が大きな効果を発揮し、糖質中毒も抑えられるようになるのです。**

すでに糖質中毒に陥っていて、ついお菓子を食べたくなるという人は、「ビーフジャーキー」を噛んでみてください。カレーライスやうどんなど、炭水化物がメインのメニューが避けられないときでも、ビーフジャーキーを15分前に食べておく「ビーフジャーキーファースト」で食欲を抑えることができます。

ダイエット効果3

すぐに満腹になり、腹持ちがよくなる！

「肉」が食材としてダイエットに適している理由——それは腹持ちがよいから。

これは、肉に含まれるタンパク質や脂質の消化吸収に時間がかかる上に、肉の脂質によってすばやく分泌される消化管ホルモンのインクレチンが、胃酸の分泌を抑え、胃の活動をゆるやかにして、消化速度をさらに遅くするため。

こうした理由から、肉はほかの食材に比べて胃からの排出が遅く、胃に滞在する時間も長くなります。

つまり、肉は消化に時間がかかり、胃腸の動きをゆっくりにして胃に長くとどまるため、腹持ちがいいのです。

胃にとどまる、と聞くと消化不良を連想するかもしれませんが、食物繊維も長く胃にとどまるから腸に送られるスピードがゆっくりになり、食後の血糖値の上昇を緩和させます。つまり、**滞在時間が長い＝体に悪いということではないのです。**

一方糖質は、体内でもっとも速くエネルギーに転換される栄養素であり、他の食材に比べて消化速度も速いことがわかっています。

さらに、糖質メインの食事では血糖値の急上昇や急降下が起こってしまうため、さらに糖質を欲することになります。おにぎりやうどんといった炭水化物だけでランチを済ませてしまうとすぐにおなかがすくのはこのため。間食したくなるのもある意味、当然のことなのです。

同じタンパク源である魚でもインクレチンは分泌されるのでは？と思う方もいるかもしれませんね。ですが、関西電力医学研究所の研究ではサバと牛肉の消化速度を比べた際、牛肉のほうが2倍以上消化が遅かったという結果が出ています。つまり腹持ちに関しても断然、肉が有利なのです。

ただし、消化管の機能が低下していて、胃酸が過剰に出て吐き気を感じたり、逆流性食道炎によって胸やけを起こしやすい方は、脂質の少ない赤身からスタートし、よく噛むなどの対策が必要です。

ダイエット効果4

タンパク質量が増えて筋肉量&代謝がアップ!

やせたいから肉は食べない、という考えは実は非常に危険です。

たしかに野菜だけ食べていれば、はじめのうちは体重が順調に減っていくように感じられるかもしれません。

しかし、タンパク質を食べないと筋肉から減少していくため、基礎代謝も落ちてやせにくい体になっていきます。ちなみに脂肪は筋肉よりも減りにくい性質があります。

しかも、ダイエットが成功しても結局リバウンドして、〝肉を食べないダイエット〟を繰り返せば、筋肉だけが減り続け、以前よりもやせにくい体になってしまうのです。

ですから、ダイエットをするときこそしっかりと肉を食べて、筋肉量を増やし、基礎代謝の高い、やせやすい体質に変えていくことが、一番の近道になるのです。

また、同じ体重でも脂肪ばかりの締まりのない体より、筋肉が適度についた体のほうが引き締まって見えますよね。

さらに、年齢を重ねることでも肉を食べられる量は減っていきます。ある程度食べているつもりでも、実はタンパク質不足に陥っていたという人も少なくないようです。

中高年になり、コレステロールなどを気にするようになって、タンパク質は肉よりも魚や大豆から摂取するようにしている、という人もいるでしょう。

しかし、効率よく筋肉やさまざまな体の組織に変換されるのは「肉」です。なぜなら体内でタンパク質が再合成される際に必要となる多くのエネルギーは、肉に含まれる転換効率の高い飽和脂肪酸（脂質）から摂るのが望ましいため。一方、魚に含まれる多価不飽和脂肪酸は、エネルギーに変換されにくい脂質なのです。

つまり、筋肉量をアップさせるには、エネルギー効率の高い脂質とタンパク質を豊富に含む肉が最適。

若い頃のように代謝がよく、健康でやせやすい体を保つには、いくつになっても肉をしっかり食べるように意識することが重要なのです。

病院で実験してみました！

ベジファーストVSミートファースト 賢くやせたのは、どっち？

「カロリーの高いお肉を食べて、本当にやせられるの？」とお思いの皆さん。その不安を打ち消すべく、私の病院の患者さん30名（男性7名・女性23名）を対象に15名ずつ2グループに分けて、それぞれ「ベジファースト」と「ミートファースト」の食生活を2週間行ってもらいました。

「ベジファースト」で食事指導を2週間行ったグループでは、平均で体重はマイナス2・4kgの減量、血糖値は116mg／dℓ↓104mg／dℓに減少しました。ただし血液中に含まれる栄養量・筋肉量の指標となる数値である総タンパクは7・0g／dℓ↓6・7g／dℓに減少していました。「ミートファースト」のグループでは、平均で体重はマイナス3kgの減量、血糖値は104mg／dℓ↓88mg／dℓに減少しました。その上、総タンパクの数値は6・7g／dℓ↓7・2g／dℓに増加したのです。

ベジ/ミートファーストを2週間続けた結果

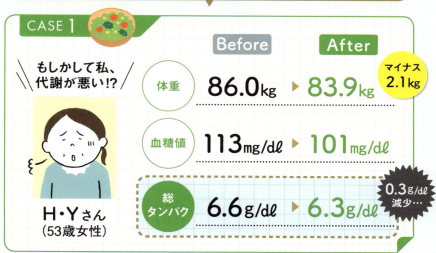

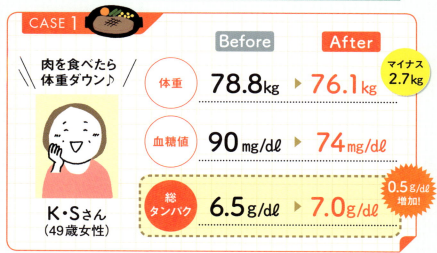

ベジファースト

CASE 1

もしかして私、代謝が悪い!?

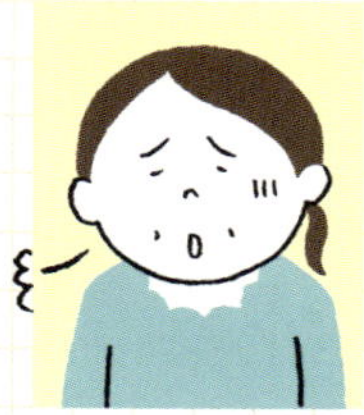

H・Yさん
（53歳女性）

	Before	After	
体重	86.0kg	83.9kg	マイナス 2.1kg
血糖値	113mg/dℓ	101mg/dℓ	
総タンパク	6.6g/dℓ	6.3g/dℓ	0.3g/dℓ 減少…

ミートファースト

CASE 1

肉を食べたら体重ダウン♪

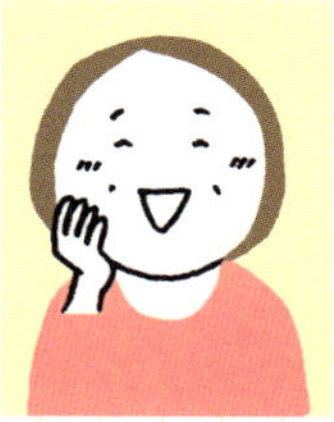

K・Sさん
（49歳女性）

	Before	After	
体重	78.8kg	76.1kg	マイナス 2.7kg
血糖値	90mg/dℓ	74mg/dℓ	
総タンパク	6.5g/dℓ	7.0g/dℓ	0.5g/dℓ 増加!

ミートファーストの注目ポイント

筋肉は落とさず、脂肪のみを落としたので代謝がアップしてやせた!

ベジファーストグループ

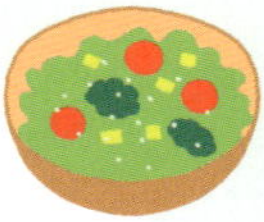

CASE 2

停滞期なのか途中から
体重が減らなくなりました

N・Aさん（48歳女性）

	Before	After	
体重	94.5kg	91.8kg	マイナス2.7kg
血糖値	115mg/dℓ	103mg/dℓ	
総タンパク	7.0g/dℓ	6.7g/dℓ	0.3g/dℓ減少…

CASE 3

総タンパクの数値が
減っていてがっかりです

O・Hさん（34歳女性）

	Before	After	
体重	93.0kg	90.6kg	マイナス2.4kg
血糖値	93mg/dℓ	81mg/dℓ	
総タンパク	6.8g/dℓ	6.5g/dℓ	0.3g/dℓ減少…

CASE 4

食欲がガマンできず
つらかった…

T・Fさん（66歳女性）

	Before	After	
体重	78.9kg	76.8kg	マイナス2.1kg
血糖値	103mg/dℓ	91mg/dℓ	
総タンパク	6.6g/dℓ	6.3g/dℓ	0.3g/dℓ減少…

ベジグループ15人の平均値

体重	マイナス2.4kg
血糖値	マイナス12mg/dℓ
総タンパク	0.3g/dℓ減少

2週間の結果

- ☑ 体重は減ったが、血中の栄養素・筋肉量を示す総タンパクの数値が下がってしまった
- ☑ 最初は順調に体重が落ちたが、後半あまり減らなくなった

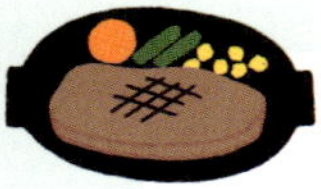

ミートファーストグループ

CASE 2

空腹感がなくなり
少食になりました!

N・Yさん(39歳女性)

	Before	After	
体重	88.1kg	85.1kg	マイナス3.0kg
血糖値	104mg/dℓ	88mg/dℓ	
総タンパク	6.6g/dℓ	7.1g/dℓ	0.5g/dℓ増加!

CASE 3

体重も血糖値も下がって
良いことづくめです!

N・Mさん(40歳女性)

	Before	After	
体重	91.0kg	88.2kg	マイナス2.8kg
血糖値	98mg/dℓ	82mg/dℓ	
総タンパク	6.6g/dℓ	7.1g/dℓ	0.5g/dℓ増加!

CASE 4

心も体も軽くなり、
外出が増えました!

I・Kさん(71歳女性)

	Before	After	
体重	84.5kg	81.7kg	マイナス2.8kg
血糖値	98mg/dℓ	82mg/dℓ	
総タンパク	6.5g/dℓ	7.0g/dℓ	0.5g/dℓ増加!

ミートグループ15人の平均値

体重	マイナス3.0kg
血糖値	マイナス16mg/dℓ
総タンパク	0.5g/dℓ増加!

2週間の結果

- ☑ 血中の栄養素・筋肉量を示す総タンパクの数値が増え、代謝が上がった
- ☑ 2週目になっても順調に体重が減っていった!

病院で実験してみました！

ミートで栄養状態が好転！ベジ重視のかくれ栄養失調に注意

実験では、ベジファーストを実践したグループでは、糖と脂質の吸収を抑える食物繊維の効果から体重、血糖値ともに減少傾向が見られました。しかし、栄養状態の指標となる総タンパクも減ってしまったのです。

一方で、ミートファーストを実践したグループでは、体重、血糖値ともにベジファーストよりもさらに減少傾向にあったにもかかわらず、総タンパクはベジファーストとは逆に増加傾向となっていました。つまり、ダイエットに成功しつつも、体の栄養状態・筋肉量はよくなっていたわけです。

ベジファーストを重視するあまり、「かくれ栄養失調」に陥いることも。タンパク質が不足する生活が続くと、肌や髪が劣化し、免疫力も低下してしまいます。筋肉量も減って脂肪燃焼効率が悪くなり、やせにくい体になってしまうのです。

病院で実験してみました!

ミートでメンタルも安定! 意志力アップ・依存性ダウン

もう一つ、お伝えしたいのはメンタルについて。ダイエット外来を訪れる患者さんには「やせたいのに食べてしまう」という罪悪感を持っている方がとても多いのです。「食べたいけど、ガマンしなきゃ!」というストレスから、コルチゾールというストレスホルモンが分泌され、脳の判断力が下がり、食べたい欲求に負けてしまいます。まさに食欲の大暴走!

そんな食欲の暴走を正常化させるのが、「やる気」と密接に関わるビタミンC、B6、鉄分、マグネシウム等の栄養素です。それらをすべてカバーしているのが「肉」。**血糖値の乱降下も防ぎ、腸から精神状態を安定させるため、ダイエットにもっとも重要なメンタル要素である「意志力」がアップ。**つまりお菓子を食べたくなる衝動性や、糖分への依存性を抑えられるようになります。

ミートファーストで基礎代謝が上がれば、やせ体質に！

基礎代謝とは、おもに心拍や呼吸、体温維持といった、体の生命活動を維持するために必要な最小限のエネルギー量のことです。

1日の全消費エネルギーのうち、この基礎代謝が占める割合は60％にもなります。そのほかに、歩いたり家事で動いたりといった身体活動量が30％、食事の際に消費される代謝量（食事誘発性熱産生）が10％を占めています。

こうした生命活動や身体活動には、内臓の筋肉や体を構成する骨格筋が大きな役割を果たしています。

当然ながら筋肉量が多い人ほど1日の消費エネルギーは大きくなります。

筋肉を増やせば、基礎代謝や生活における身体活動量もその分高まり、普通に生活

しているだけでより多くのカロリーを消費できる、「やせやすい体」になっていくのです。

そのためには、自分の意思でコントロールできる骨格筋をしっかり維持し、増やしていくことが大切。とくに重要なのが、筋肉の材料となるタンパク質です。

筋肉合成に必要な良質なタンパク質と脂質、その他の栄養素を同時に摂取することができるのが「肉」です。

いくらジムでたくさん運動をしても、タンパク質をはじめとした栄養素が不足していては筋肉を増やすことはできません。

そして、筋肉が少なければ、運動による消費効率も一向に上がらないのです。

ただでさえ年をとると自然と筋肉量が減少していき、基礎代謝カロリーも減ってしまいます。年をとるにつれ、ますますやせにくい体になっていくわけです。

しっかりと肉を食べ、骨格筋を維持・増加させて、基礎代謝を上げることが、脂肪燃焼の近道だということを覚えておきましょう。

脂身が心配？ 肉に含まれる飽和脂肪酸はエネルギーの元！

ダイエット中であれば、タンパク質は魚や大豆などカロリーの低そうな食材から摂取したほうがいいのでは？ と思う方もいるかもしれませんね。肉の脂がそのまま体の脂肪になってしまいそうで怖い……というイメージもあるでしょう。

もちろん、動物性脂肪を必要以上に摂りすぎれば、肥満の原因になったり動脈硬化などの成人病を引き起こしたりするおそれもあります。

しかし、**肉の摂取目安量を守っていれば、太る心配はまったくといっていいほどありません。**

それどころか肉に含まれる脂質＝飽和脂肪酸は、摂取すると効率よくエネルギーに転換される性質を持っています。

飽和脂肪酸は体にたまりにくい上、タンパク質を筋肉やさまざまな体の組織に変換するために必要となるエネルギーとして活用できるのです。

したがって、飽和脂肪酸とタンパク質を同時に摂取できる肉を食べたほうが、筋肉が作られやすく、代謝アップにも役立ちます。

ちなみに、魚に含まれるのは多価不飽和脂肪酸と呼ばれる、エネルギーに変換されにくい脂質。やはり筋肉量をアップさせるには、エネルギー効率の高い脂質とタンパク質を豊富に含む肉が最適なのです。

また、ダイエット中の方から、肉はカロリーが高そうだからイヤという声もよく聞きます。これについては、すでに述べたように**ミートファーストで肉をはじめに食べ、速く満腹感・満足感を得ることで、そのあとに食べる糖質の摂取量が抑えられ、結果として食事量も総摂取カロリーも減らすことができます。**

もちろん、摂取カロリーが消費カロリーを上回らないようにしておくことが前提ですから、食べすぎはいけませんよ（摂取量は59ページ参照）。

COLUMN

お肉が苦手で胸焼けする人でもよく噛めばだいじょうぶ！

肉は胸焼けや胃もたれを起こすから苦手という人にオススメなのが、肉をよく噛んで食べること。肉の筋繊維は硬いため、やわらかい野菜や豆腐などに比べて自然と噛む回数が増え、唾液が多く分泌されます。唾液には、消化酵素のアミラーゼが含まれており、でんぷんの分解作用のほか、胃もたれや胸焼けを解消する作用があります。アミラーゼは胃腸薬にも使われる成分で、その効果は医学的にも認められているほど強力なものです。

さらに唾液には、脂質を分解する消化酵素のリパーゼも含まれており、胸焼けの原因となる脂質を速く分解する作用もあるのです。

したがって肉をしっかり噛んでたくさん唾液を分泌させれば、胸焼けを防ぐことができます。

ひと口の目安は、「30回」。

早食いが癖になっている人は、自分の咀嚼回数を数えてみるとよいでしょう。

10回以内だった人は、胃腸にかなりの負担がかかっていますので要注意です！　30回噛んでから飲み込む、ということを習慣にすれば、胃腸への負担が減って胃もたれも大幅に軽減されます。

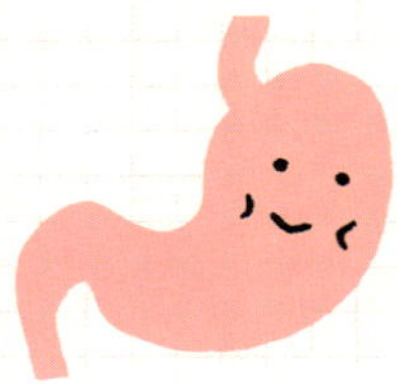

PART 2

ミートファーストの驚くべき健康効果

最新の研究で、ミートファーストによる
さまざまな健康効果が明らかになっています。
もう「肉」をガマンする必要はありません！
毎日食べることで、体も心も変わりはじめます。

肉《ミート》はスーパー栄養素たっぷりのフード！

良質なタンパク質をたっぷり含んだ、肉。体内で合成できない9種の必須アミノ酸をすべてそろえ、さらに糖質はゼロ、というダイエッターに最適な食材です。加えて、脂質、ビタミン、ミネラルといった体に必要な栄養素も摂ることができます。

脂質は、エネルギー効率にすぐれ、善玉コレステロールを増やす飽和脂肪酸。ビタミンは、美容や免疫、心の安定に働きかけるB群やビタミンAなど各種。ミネラルは、血液の赤血球の材料になり、体に吸収されやすいヘム鉄、そして細胞分裂やタンパク質の再合成を助ける亜鉛などを含みます。

さらに、脂肪燃焼を助けるL－カルニチン、疲労回復効果や血圧抑制効果のあるマグネシウム、活性酸素の発生を抑えて体内の酸化を防ぐコエンザイムQ10など……肉は、たくさんの栄養素を一気に摂れる正真正銘のスーパーフードなんです！

肉にはこんなにスゴい栄養素が!!

必須アミノ酸

体内では作り出せない貴重な栄養素

必須アミノ酸とは、タンパク質を構成する20種のアミノ酸のうち、体内で合成できない9種類のアミノ酸のこと。アミノ酸を効率よく機能させるにはこれらを一度に摂る必要があり、肉はそれら9種をすべて含んでいるため、良質なタンパク源といわれているのです。

ビタミンA

免疫力アップの味方!

肉には、免疫力のアップや目や皮膚の粘膜を健康に保つ働きのあるビタミンAが豊富に含まれています。ビタミンAは脂に溶ける脂溶性ビタミンなので、吸収を促す脂質と一緒に摂る必要があります。肉は、脂質とビタミンAを同時に摂ることのできる理想的な食材です。

鉄(ヘム鉄)

体に吸収されやすいヘム鉄が豊富

肉には、鉄分の中でも体に吸収されやすいヘム鉄（植物性の非ヘム鉄に比べて5倍）が豊富に含まれていて、効率的に鉄分を摂取できます。鉄分は女性に欠乏しがちな栄養素で不足が続くと、イライラ、うつ、神経過敏、代謝の低下、脱毛、肌荒れ、胃腸障害などの悪影響を及ぼすこともあります。

ビタミンB群

エネルギー代謝と筋肉量アップ!

肉には、エネルギーの代謝や体内でのタンパク質合成に必要なビタミンB群が豊富に含まれています。糖質代謝を促進して疲労回復に効果のあるビタミンB1、脂質代謝を促すビタミンB2、タンパク質の分解・合成に関わるビタミンB6、造血ビタミンのB12をはじめ、脳の機能を助けるナイアシン、善玉コレステロールを増やし、ホルモンの生産を促すパントテン酸、全身に新鮮な酸素を届ける赤血球の生産を助け、貧血を防ぐ葉酸など、8種類のビタミンB群のほとんどを含みます。代謝と筋肉量のアップに働きかけてくれるビタミンB群は、ダイエッターに必須の栄養素なのです。

亜鉛・セレン

インスリンの維持に必要不可欠!

肉には、亜鉛やセレンが豊富。亜鉛は体の細胞分裂に欠かせないミネラルで、不足すると無月経や免疫力の低下、味覚障害、貧血、胃腸機能の低下などを引き起こします。さらに血糖コントロールを担うインスリンの構造維持に深く関わっています。セレンは、体の抗酸化システムに不可欠な栄養素で、動脈硬化や老化を防ぎます。不足すると心筋障害のリスクが高まることもある重要なミネラルです。

健康効果
1

ミートで糖尿病を防げる！

「私は甘いものをほとんど食べないし、糖尿病なんて無縁！」と思っていませんか？実は今「かくれ糖尿病」なるものがひそかに人々を蝕んでいます。

「かくれ糖尿病」とは、食後に繰り返し高血糖を起こしている糖尿病予備軍のこと。空腹時などに行う血液検査ではなかなか見つからないため、「かくれ糖尿病」と呼ばれています。

空腹時に炭水化物をたっぷり食べたり、糖分の入った清涼飲料水や糖質の高いお酒（ビールや日本酒）を毎日飲んだり……。ケーキやアイスクリームなど甘いものを食べていなくても、間違った食生活のなかに、「かくれ糖尿病」になるリスクが潜んでいます。

糖尿病は痛みもなくじわじわと進行します。本格的な糖尿病にかかれば、心臓疾患をはじめとしたさまざまな合併症を引き起こし、寿命を縮める原因になるのです。

そんな恐ろしい食後高血糖を予防してくれる食べ方が、ミートファースト。

肉を最初に食べることで、インスリン分泌を増やす働きのあるインクレチンの分泌が必要に応じて高まり、血糖値の急上昇を防ぎます。

同時に、インクレチンの効果で満腹感が得られるため、炭水化物（糖質）を食べる量を減らすことができ、さらに血糖値が上がりにくくなるのです。

実際、インクレチンと同様の働きをする米国のダイエット薬（GLP－1）は、糖尿病の食後高血糖を抑える治療薬として活用されています。

また、肉を食べると血液中のタンパク質分子である血清アルブミンが増えますが、この現象が糖尿病患者の指標となる「グリコヘモグロビン値（糖分が付着した赤血球の数）」を減少させることがわかっています。

肉をしっかり食べることで、食後高血糖を防ぐという効果は大きな注目を集めています。ミートファーストには糖尿病を予防するためのさまざまな効果があることが、研究によって明らかになっているのです。

健康効果 2

ミートで心筋梗塞や脳梗塞を防げる！

私たちの体の約3割は、タンパク質からできています。

食生活のかたよりなどでタンパク質の摂取量が慢性的に不足すると、筋肉量の減少や肌、髪、爪の劣化のほか、細胞の新陳代謝を妨げ、臓器の不調や免疫力の低下を引き起こしてさまざまな病気を誘発します。

なかでも、血管の劣化は死に直結する恐ろしい病気のリスクとなります。

こうした血管の劣化は、加齢や生活習慣、食生活、ストレスなどによって日々進行していきます。**塩分や油、糖の摂りすぎ、高血圧などで、血管の壁は傷つき、負担を受け、硬くなり、次第にボロボロになってしまうのです。**

悪化すれば、詰まりや破れなどの血管障害を引き起こし、脳卒中や心筋梗塞など、命をおびやかす病気に襲われることになります。

こうした血管の傷や不調を補っているのが、私たちの血液中に存在する血清アルブミンです。

血清アルブミンは数百種類のアミノ酸のかたまりから成り、血流にのって血管を補修しながら、体のなかで絶えず生じる炎症や傷を修復しています。

つまり、血管年齢を若く保つには、タンパク質をしっかり食べて血清アルブミンを血液中に増やしておくことが大切なのです。

肉は体内では合成できない9種の必須アミノ酸をすべて含むバランスのとれた良質なタンパク質を豊富に含んでいて、この血清アルブミンをたくさん生み出します。

さらにビタミンやミネラルなど、血管を強くするさまざまな栄養や成分も豊富に含まれているため、心筋梗塞や脳梗塞などの心血管病を引き起こすリスクを大幅に減らしてくれる効果があるのです。

ただし、肉を食べすぎて1日の摂取目安量をオーバーしたり、脂身の多い肉を摂りすぎたりすると、かえって血管を詰まらせたり、肥満の原因にもなるため、適量の赤身肉の摂取を心がけましょう。

健康効果 3

高齢者こそミートを！老化を防いで若々しく

中高年になると、健康診断でも気になる数値が増えてきて、ヘルシーな食生活を心がけようとする人が多くなりますね。

しかし、「肉を減らして、魚中心の食生活に変えよう」と考えている人がいるなら、それは大きな間違いです。

もちろん肉の脂肪を摂りすぎるのはおすすめできませんが、ヘルシーで良質なタンパク質を含む赤身肉は積極的に食べるべきです。

赤身肉には脂肪燃焼を促進してくれる「L－カルニチン」と呼ばれる成分がたっぷりと含まれています。メタボが気になる人や健康診断の数値を改善したいと思っている人にとって、まさに最適な食材といえます。

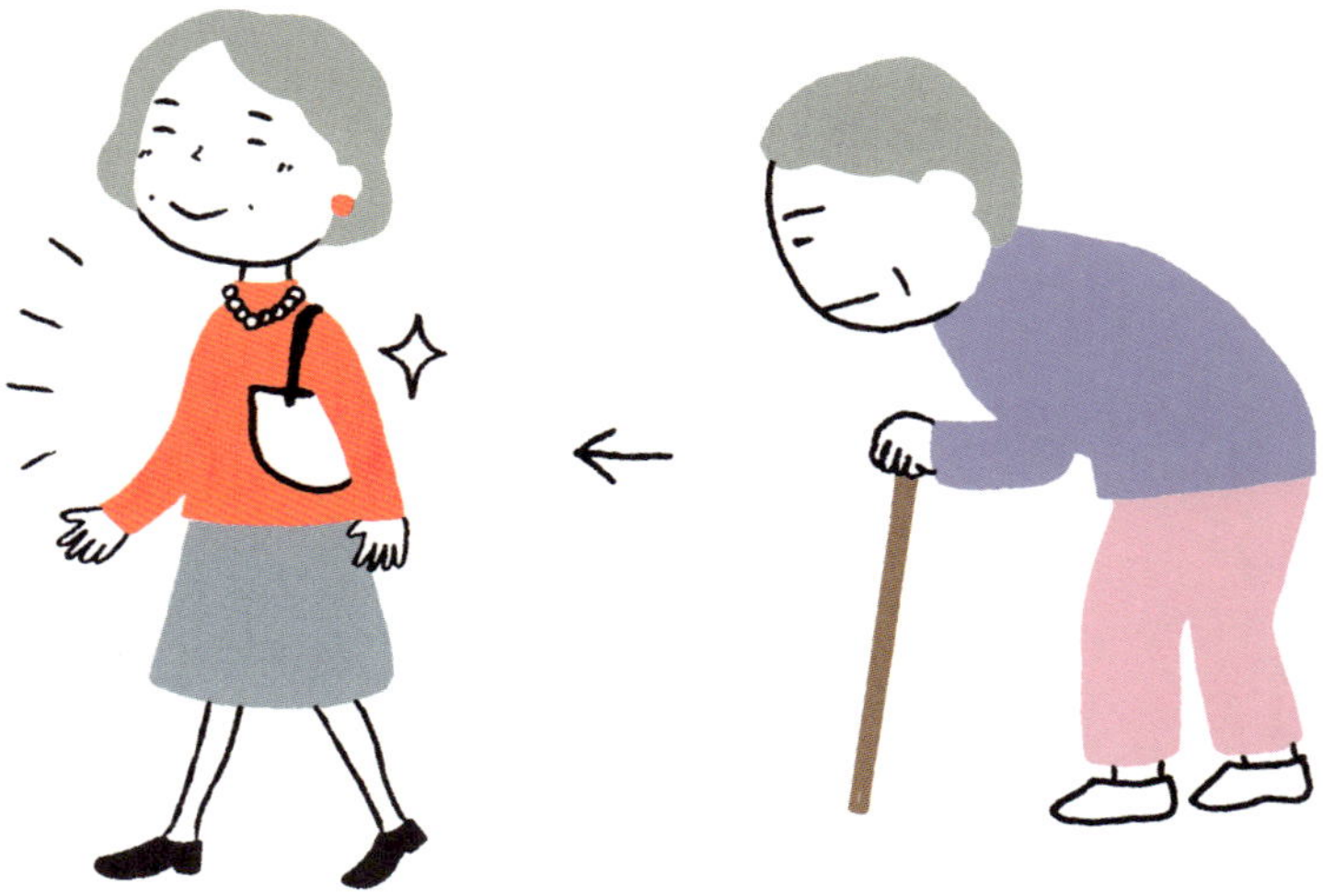

また、タンパク質は日々体内で大量に消費されている上に、**体の総タンパク量は加齢によっても徐々に減少するため、毎日補う必要があります。つまり、年をとるほど肉を食べなくてはいけないのです。**

実際にミートファーストを続けている高齢の患者さんは肉を毎日食べはじめてから、見違えるように活動的になりました。

筋肉や骨の材料となるタンパク質の摂取を減らせば、寝たきりを引き起こすロコモティブシンドローム（運動器症候群）のリスクも高まります。

コレステロールなどを気にして肉を遠ざけるのは、かえって健康寿命を縮めてしまうことにもなりかねないので注意しましょう。

健康効果
4

ミートで認知症を予防しよう！

人の名前が出てこない、今朝食べたものが思い出せない、なんて記憶力の衰えを感じたことはありませんか？

実は、人間の記憶力は20代をピークに少しずつ低下していくことがわかっています。そして60歳を過ぎる頃には、理解力や判断力、記憶力や言語理解能力といった認知機能も次第に落ちていくのです。

これはいったい、なぜなのでしょうか。

原因は、アラキドン酸と呼ばれる成分が加齢とともに体内から減少していくため。**アラキドン酸は、体内のなかでもとくに脳の学習・記憶能力を司る海馬に多く存在し、脳神経細胞の生成を促す非常に重要な存在として知られています。**

実際、高齢者やアルツハイマー病の患者さんの脳の細胞膜には、このアラキドン酸の含有量が少ないことがわかっています。

このアラキドン酸は、体内ではほとんど合成することができない必須脂肪酸で、動物性食品である肉や卵などから取り入れる必要のある成分なのです。

70代を過ぎても脳細胞は新たに作られていますので、肉を毎日食べてアラキドン酸をしっかり体内へ摂り入れることで、脳細胞の生成を助け、加齢による記憶力の低下や認知症を予防することができるのです。

ほかにも、**アラキドン酸は学習能力、認知応答力をはじめとした認知機能を高める働きのほか、認知症のリスクを高めるうつや気力低下を防ぐ効果もあります。**

日本人は、年をとると肉を食べる量が減っていく傾向がありますが、認知機能の低下を防ぐためにも、意識的に肉を食べることが大切になります。

健康効果
5

ミートでうつ予防&抗うつ効果も!

〝肉を食べると、うつが予防できる〟なんて初耳! と思った方もいることでしょう。肉には脳の健康を保つために必要不可欠な、さまざまな栄養素が豊富に含まれています。

まずは、体内で合成することのできない9種類の必須アミノ酸です。

このうちの1つであるL-トリプトファンは、精神の安定に深い関わりを持つ神経伝達物質のセロトニンを生成する材料となります。

セロトニンは別名・幸せホルモンと呼ばれており、セロトニンが不足すると脳の機能が低下し、感情のコントロールが難しくなります。ひどい場合は、うつ症状のほか、ストレス障害などを引き起こす可能性もあるのです。つまり、**うつ予防には肉に含まれる必須アミノ酸が必要不可欠といえるでしょう。**

また、セロトニンは安眠に導いてくれる物質でもあります。安眠は精神の安定を得るために必要ですから、L－トリプトファンを取り入れることでダブルのうつ予防効果が期待できます。

実は、このセロトニンがきちんと脳内の細胞内に取り込まれるためには、血液中のコレステロール濃度が一定以上に保たれている必要があります。

肉に含まれていると悪者扱いされてきたコレステロールですが、精神の安定には重要な存在なのです。

そのほかにも肉を食べることで、脳内の神経伝達物質を生成する際に必要となる鉄分の不足や、ビタミンB群の不足などの栄養不足を一挙に解消することができます。

さらに51ページでご紹介した認知症を予防する働きがある成分としてご紹介した、肉に含まれる**アラキドン酸は、その一部が「アナンダマイド」と呼ばれる幸福感をもたらす至福物質に変化する性質があり、うつ予防・抗うつ効果があることがわかっています。**

なお、このアラキドン酸は肉のなかでも特に、牛肉の赤味やレバーに豊富に含まれているので積極的に食べましょう。

コレステロール値が高くても赤身肉でミートファーストを！

ミートファーストダイエットをおすすめすると、多くの方が肉によるコレステロールの摂りすぎによる動脈硬化や血栓を心配します。

そもそも、コレステロールとは、人の体にある脂質のひとつで、ホルモンや細胞膜などの材料となるもの。

ですが長年、健康を害す〝悪者〟として扱われてきました。なかでも健康問題として注目されてきたのが、血液中に溶け込んでいるコレステロールです。

血液中のコレステロールは、ＬＤＬ（悪玉）コレステロールとＨＤＬ（善玉）コレステロールがバランスよく存在することで、均衡を保っています。

ところが、これらのバランスが崩れて悪玉コレステロールが増えすぎると、脂質異常症を引き起こし、血管の壁に老廃物がたまって動脈硬化などの成人病を引き起こす

ようになります。

こうした理由から、厚生労働省は2010年に発表した「コレステロール食事摂取基準」でも、成人男性1日750mg（女性600mg）までという制限を設けていました。

しかし、新しい研究によって食べ物から取り入れられるコレステロールは2割にすぎず、残りの8割は肝臓で合成されているため、ある程度摂取する分には悪影響はないことが判明したのです。むしろ脂質異常症は、遺伝による家族性高コレステロール血症によって引き起こされているケースも多くあるといわれています。

結局、2015年にはコレステロールの摂取制限が撤廃されました。もちろん、肉の脂身や卵黄を食べすぎれば悪影響を及ぼしますが、赤身肉においてはコレステロールを気にする必要はありません。

一方で、**コレステロールが少なくなりすぎた場合にも免疫力が低下して、脳出血のリスクを増やすなどの問題を引き起こすことがわかっています。**コレステロールが多すぎても少なすぎても、寿命が短くなるという研究結果もあります。

体内で必要となる2割のコレステロールは食べ物から補われていますので、敬遠することなく赤身肉から適度に摂取するようにしましょう。

COLUMN

肉を食べると便秘になる!?「ベジセカンド」のススメ

一般的に「肉は腸内環境を悪化させる」というイメージがあるかもしれません。たしかに肉を食べすぎると、腸内の悪玉菌である大腸菌やウェルシュ菌が増えて、便秘やおならの悪臭などを引き起こす可能性があります。

しかし、それはあくまで食べすぎた場合です。ミートファーストダイエットでも、肉を先に食べつつ、2番目に野菜を摂り、バランスのよい食生活を送ることが大前提。腸内フローラのバランスを保つためには、野菜や海藻など腸内をきれいに掃除してくれる食物繊維が必要不可欠です。1日100〜200gという肉の摂取量をきちんと守って、野菜もバランスよく摂取していれば、悪玉菌が増えることにはなりません。

また、肉に含まれるタンパク質やビタミン、ミネラルなどの栄養素を体内で最大限に活かすためには、肉以外の食品からも栄養素を摂る必要があります。便秘になりやすい体質の人は、野菜を食べて食物繊維の量を増やしたり、便通をよくするオリーブオイルなどを食事に加えてみてください。おなかの調子が悪いと感じる日にはミートファーストにこだわらず、野菜から食べるなど臨機応変に対応することをおすすめします。

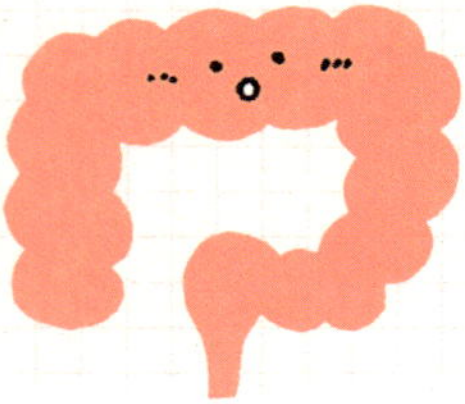

PART 3

どんな肉《ミート》を食べればいい？ミート徹底ガイド

牛肉・豚肉・鶏肉・ラム肉……、
あなたにぴったりの肉はどれ？
おいしく食べて健康的にやせられる
肉《ミート》をご紹介しましょう！

1日にどのくらいのタンパク質を摂ればいいか知っていますか？

ミートファーストダイエットの要である「タンパク質」は、私たちの体を構成する臓器や血液、骨、筋肉、皮膚、髪の主成分となる重要な栄養素です。**また、血液に含まれていて栄養状態の指標にもなるアルブミン、骨や皮膚を構成するコラーゲン、毛髪や爪の主成分のケラチン、体を守る免疫グロブリンなどの成分もタンパク質。つまり、体にとって必要不可欠なのです。**体内のタンパク質は日々合成と分解を繰り返しているため、毎日継続的に摂取する必要があります。

では、1日にどのくらいのタンパク質を摂ればいいのでしょうか。厚生労働省の「日本人の食事摂取基準（2020年版）」報告書案によると、フレイル（筋肉が衰えるなどの虚弱状態）を予防するための1日あたりのタンパク質摂取推奨量は、成人男性で60g～65g、成人女性で50g（妊娠中などの方は例外）となっています。

1日あたりのタンパク質摂取推奨量

年代	男性	女性
18～29歳	65g	50g
30～49歳	65g	50g
50～64歳	65g	50g
65～74歳	60g	50g
75歳以上	60g	50g

厚生労働省の報告書案をもとに作成

ちなみに肉を100g食べても100gのタンパク質を摂取できるわけではありません。**主菜を肉として考えると、成人男性で1日約300g、成人女性で約200g食べる必要があります。1食にすると70～100g（だいたい片手のひら1個分）が目安量です。**

ところが、日本人は平均タンパク質摂取量の基準に達していない人が多いといわれています。また、年配の方ほど肉を食べなくなる傾向にありますが、年をとるほど筋肉は減るため、タンパク質の摂取は年々重要になっていくのです。

つまり、筋肉をしっかり保った代謝のよい体を維持するには、タンパク質を意識的に摂る必要があるのです。

魚より豆腐より、圧倒的に肉《ミート》がいい！

タンパク質なら、魚や大豆からでも摂れるのでは？と思うかもしれません。しかし、肉は魚や大豆などと比べて、圧倒的に効率よくタンパク質を摂取できる食材です。タンパク質は20種のアミノ酸から構成されていますが、そのうちの9種類は必須アミノ酸といい、体内で合成できないため食べ物から摂る必要があります。ところが、9つのうち1つでも欠けると他のアミノ酸はうまく機能できなくなります。**この9種を含んだアミノ酸20種をバランスよく、効率的に摂れるのが「肉」なのです。**

大豆などの植物性タンパク質は、必須アミノ酸がそろわず、合成に必要なメチオニンもほとんど含まれません。魚は必須アミノ酸がそろい、栄養価も高いですが、含まれる不飽和脂肪酸がエネルギーに変換されにくいため、やはり「肉」がすぐれているのです。

タンパク質を10g摂るには何をどれだけ食べればいい？

豆腐（絹ごし）

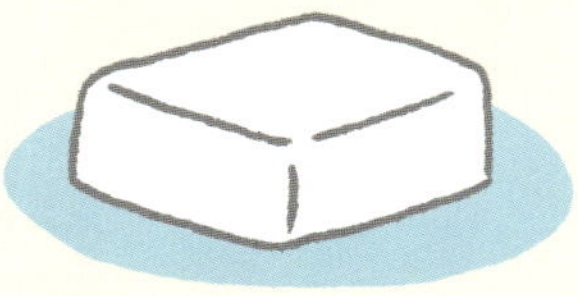

約200g

魚

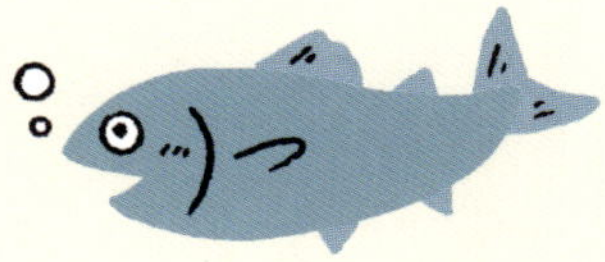

約55g

豚肉

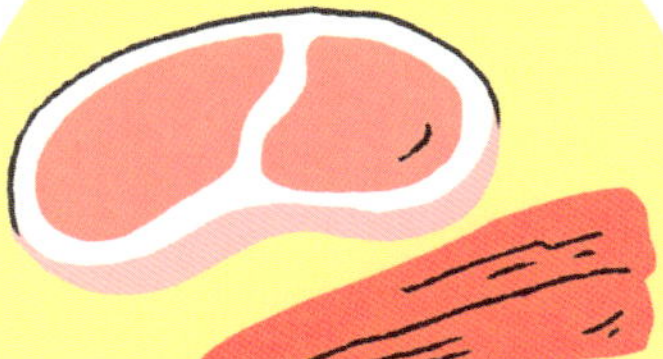

約45g

牛肉

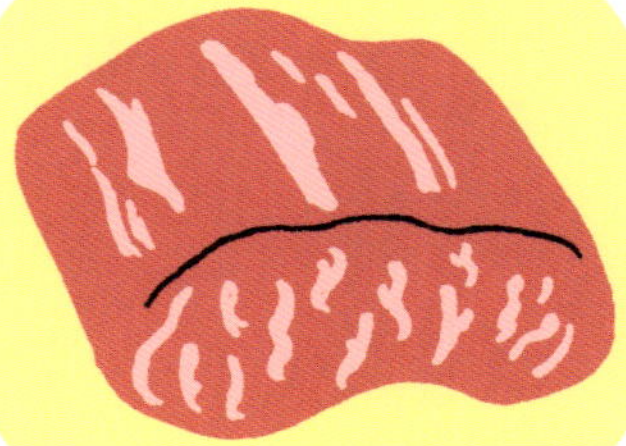

約50g

おいしく食べてカラダが変わる 肉《ミート》の上手な選び方

では、ミートファーストダイエットでは、どんな「肉」を選べばいいのでしょうか？
肉にもさまざまな種類がありますが、私がおすすめしているのは次の４つです。

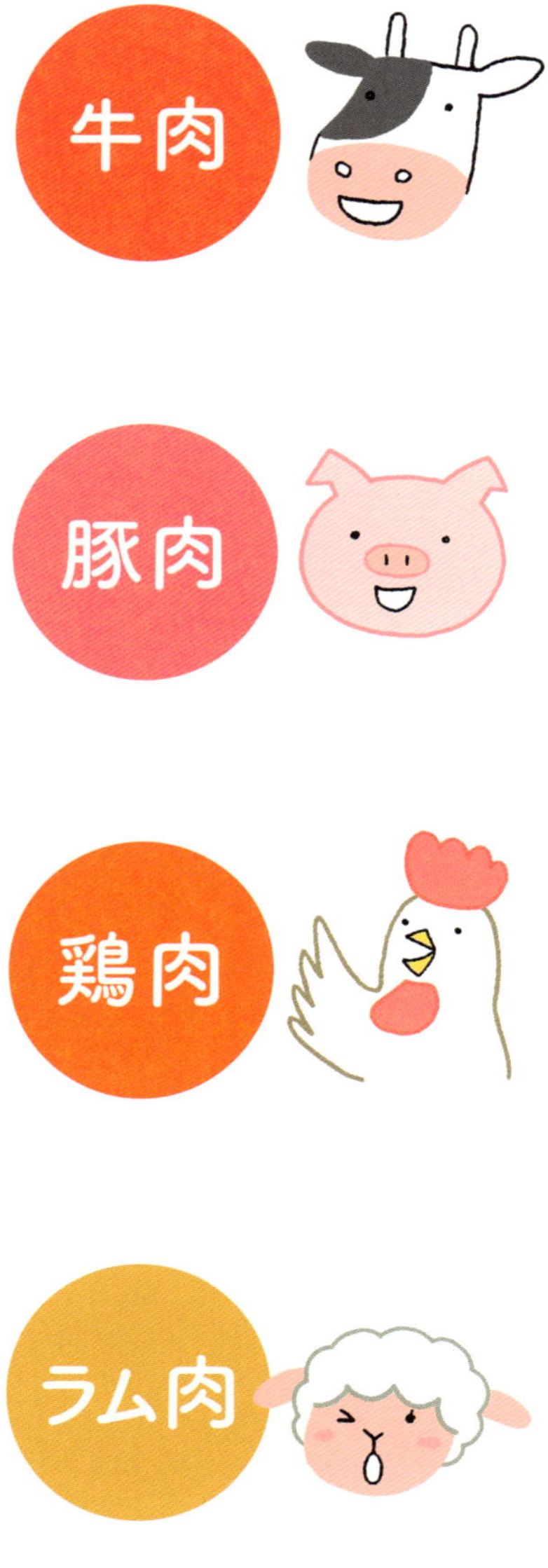

「ラム肉」はあまり食べたことがない方もいるかもしれませんね。最近では売っている店も増えてきました。のちほど詳しくご紹介しますが、**羊肉の中でもラム肉はやわらかいため食べやすく、栄養も豊富です。ダイエット効果・健康効果ともに非常に高いため、ぜひ積極的に摂っていただきたい肉です。**

ミートファーストダイエットでは、食べる肉の種類を決めてはいません。**そのときの気分で、食べたい種類の肉を食べてOK。ただ特定の肉ばかり食べていると、栄養もかたよってしまうため注意が必要です。**たとえば、ヘルシーだからといって鶏むね肉ばかり食べるようなことはおすすめできません。

毎日の食事で、牛肉・豚肉・鶏肉・ラム肉の4種の肉でそれぞれ部位も変えて食べれば、さまざまな栄養素を取り入れることができます。

何を食べようか迷ってしまったときや、自分に足りない栄養素を補充したいときの参考として次のページから、それぞれの肉の特徴や栄養素について解説します。

牛肉 BEEF

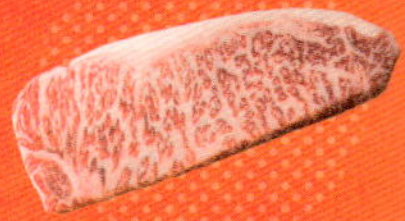

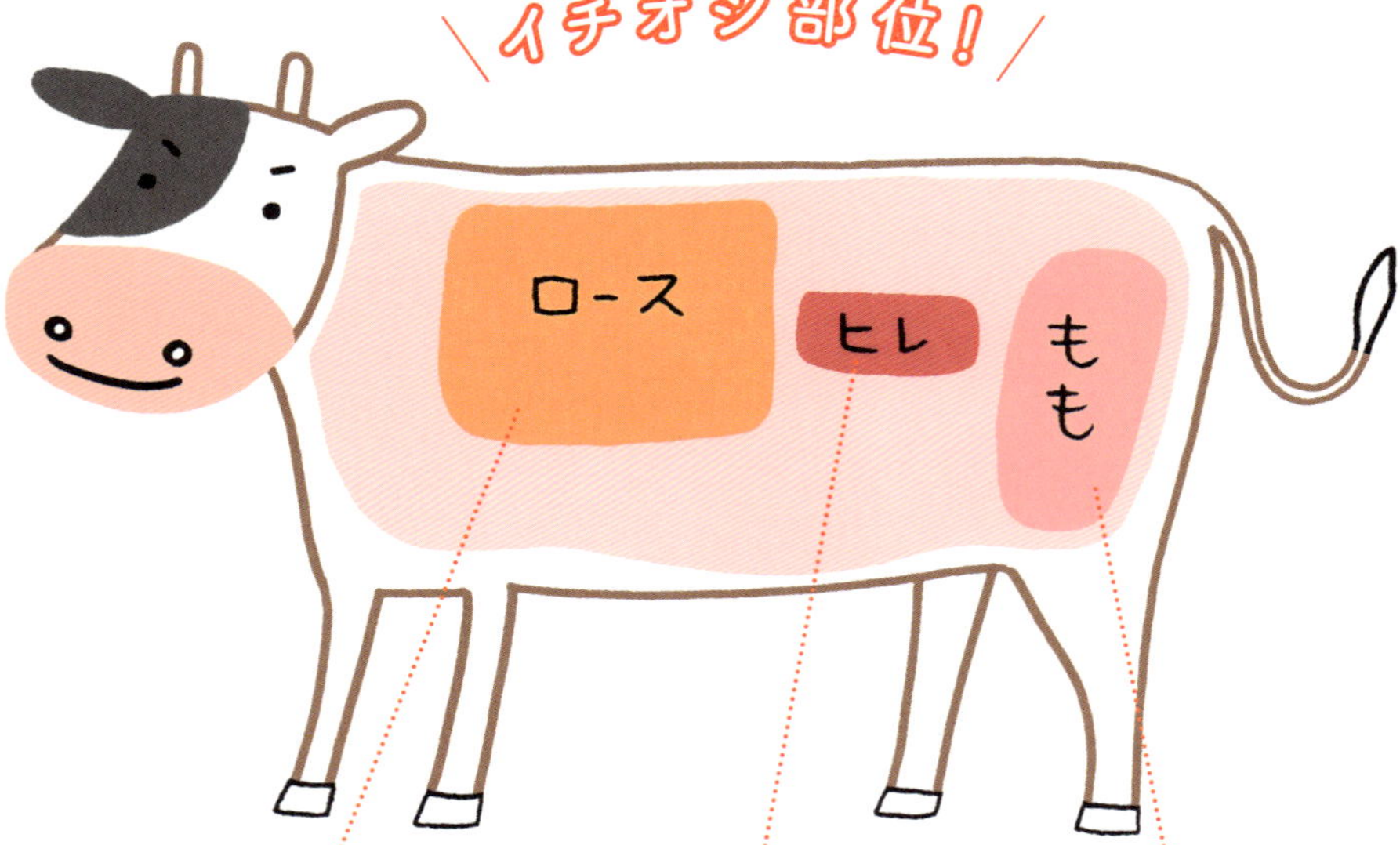

ロース

ヒレやももなどのヘルシーな部位に比べ、比較的高タンパクで脂の多い部位。日本人に不足しがちな亜鉛やビタミンB12が豊富です。胃腸機能の回復や貧血改善、疲労回復など、日々の不調に大きな効果を発揮します。

ヒレ

繊維が細かく、脂質が少ないヒレ肉。とくに鉄分やビタミンB1、B2、B12を多く含んでいます。熱を通しすぎるとアミノ酸のバランスが崩れて吸収が阻害されてしまうため、レア気味で食べるのがおすすめです。

もも

脂肪分がもっとも少なく、高タンパクで低カロリーなもも肉。ビタミンのほか、ナイアシンや鉄分、亜鉛などのミネラルが豊富。イライラしやすいダイエット中の人にも、積極的に摂取してもらいたい食材です。

究極の美容ミート♪
牛肉で脳も体も若返る！

ヘム鉄で貧血知らず

牛肉は体に吸収されやすいヘム鉄が豊富。その吸収率は、植物性タンパクに含まれる非ヘム鉄の5倍を誇ります。また、鉄分含有量も鶏肉や豚肉の3〜4倍。同時に、造血ビタミンといわれるビタミンB12も摂れるので、牛肉は貧血解消にも有効な食材なのです。

亜鉛で免疫力UP

牛肉には、日本人に不足気味である亜鉛が多く含まれます。亜鉛は、全身に酸素を届ける赤血球ヘモグロビンの材料になり、細胞分裂を助ける大切な栄養素。不足すると味覚障害になることも。整腸作用もあるので胃もたれが気になる人にもおすすめです。

豊富なビタミンB群で美しくなれる

牛肉に含まれる8種のビタミンB群は糖質、脂質、タンパク質をエネルギーに転換し、代謝を促します。また、肌、髪、爪の成長を促すビタミンB2、肌細胞の活性化や肌炎症の鎮静作用のあるビオチンが含まれ、抗ストレスビタミンといわれるパントテン酸、うつに効くナイアシンなどが心身の健康を保ちます。

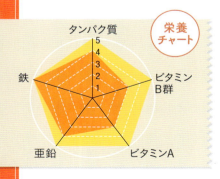

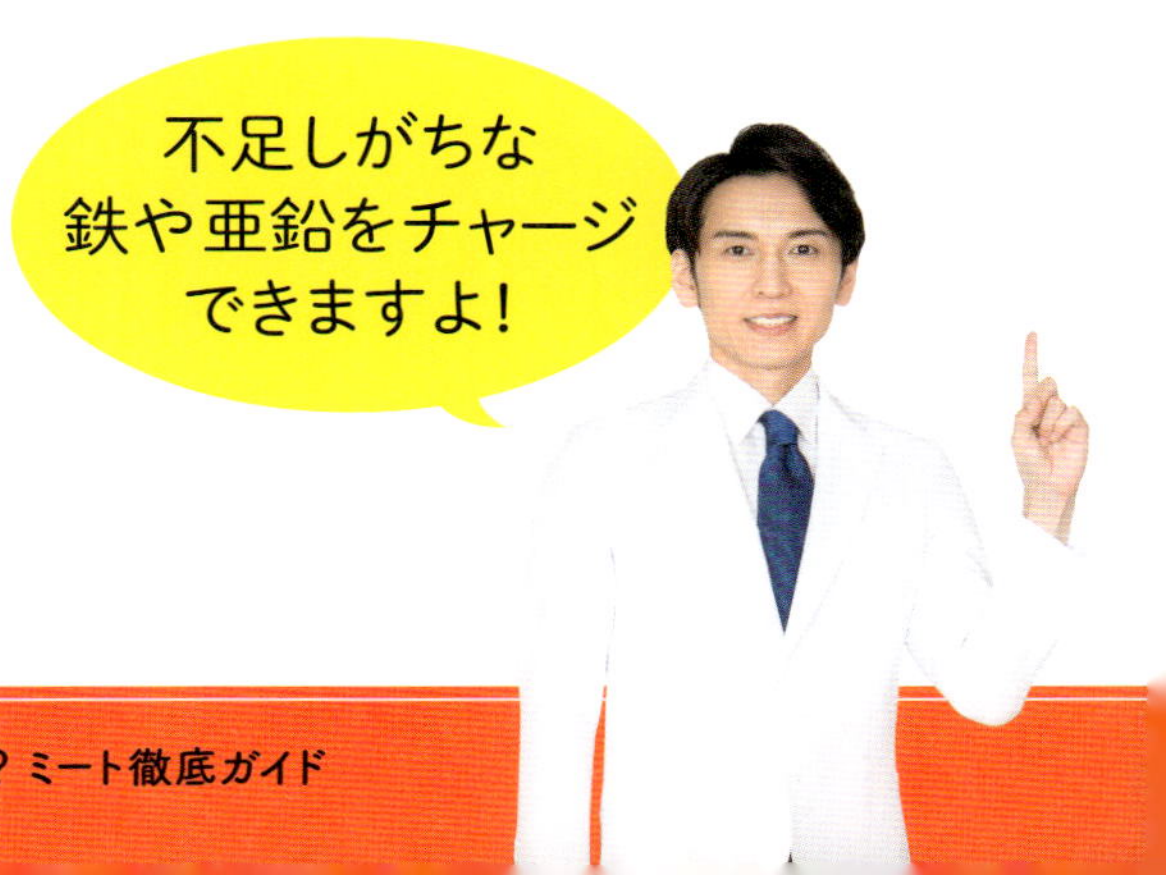
不足しがちな
鉄や亜鉛をチャージ
できますよ！

牛 BEEF 肉

牛肉といえば霜降り？ 赤身？ やせるのはどっち？

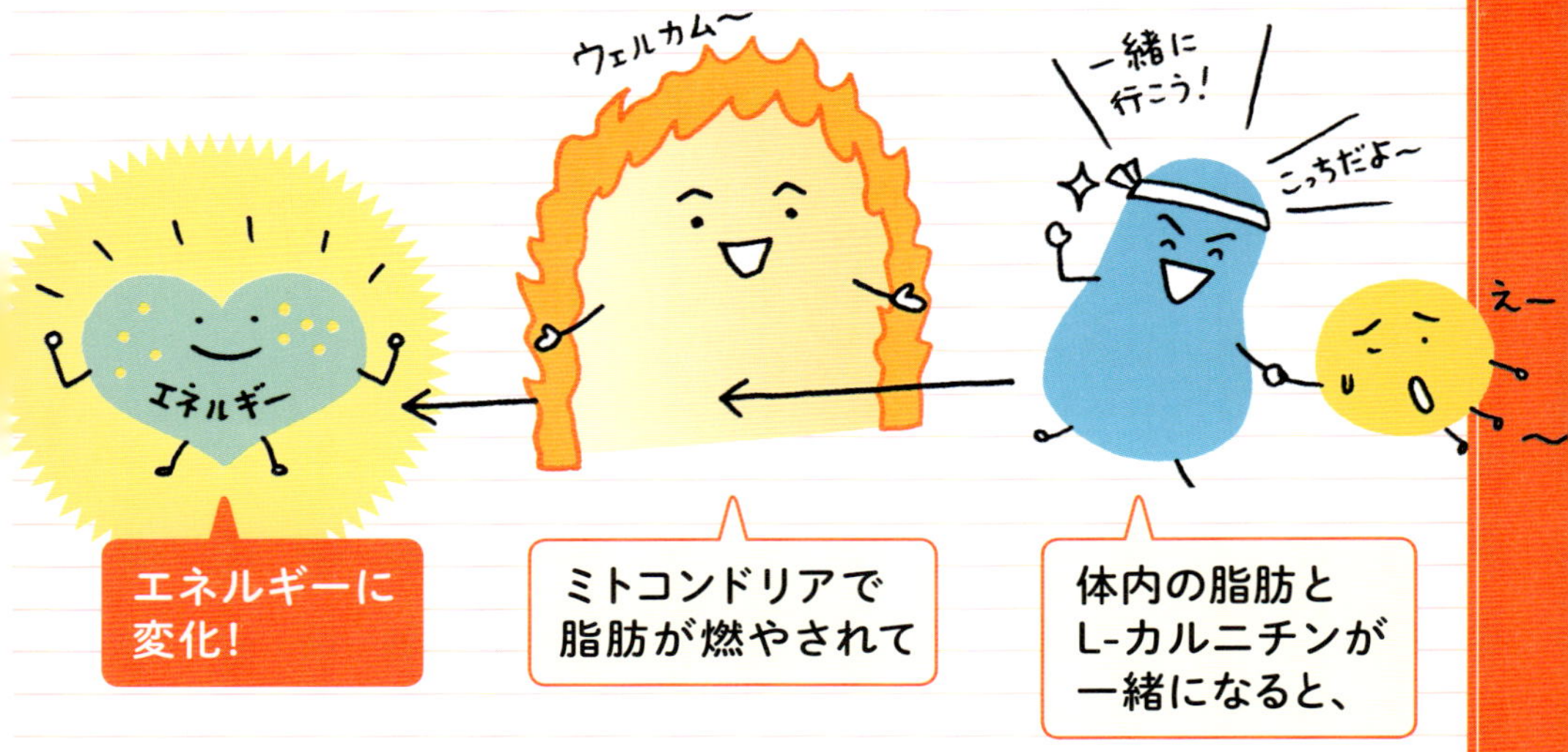

赤身肉に含まれるL－カルニチンが脂肪をガンガン燃やす！

赤身には、脂肪酸をミトコンドリアに取り込んでエネルギーにし、体内の脂肪燃焼を促進させるL-カルニチンが豊富に含まれています。牛肉100gあたりのL-カルニチン含有量は130mgで、豚肉70mg、鶏肉30mgと比べると格段に多いことがわかります。ヒレやももなどの赤身は脂肪分が比較的少なく、脂肪燃焼効果も期待できるので、ミートファーストダイエットに最適な食材です。

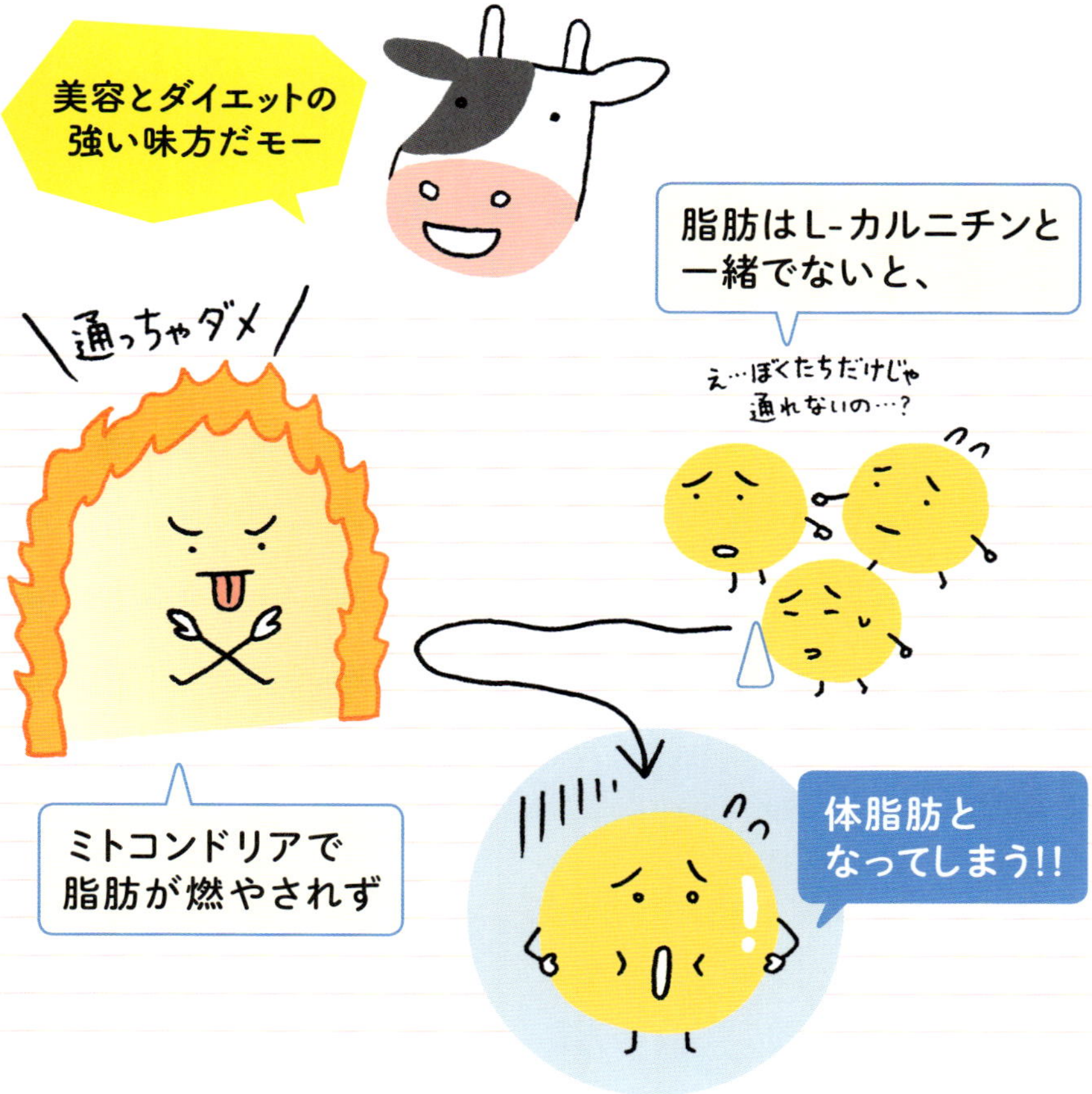

霜降り肉の脂もたまにはOK!

肉の脂にはオメガ3脂肪酸やアラキドン酸などの必須脂肪酸が含まれ、内臓機能を助けます。また、脂質は脂溶性ビタミンの吸収を促す働きがあり、適度な摂取が必要です。赤身にも脂質は含まれますが、時には旨味の強い霜降り肉も食べたいもの。摂りすぎると健康被害の原因になりますが、たまになら OK。脂肪が多いほど満腹中枢が刺激されるので、摂取量は少なくて済むでしょう。

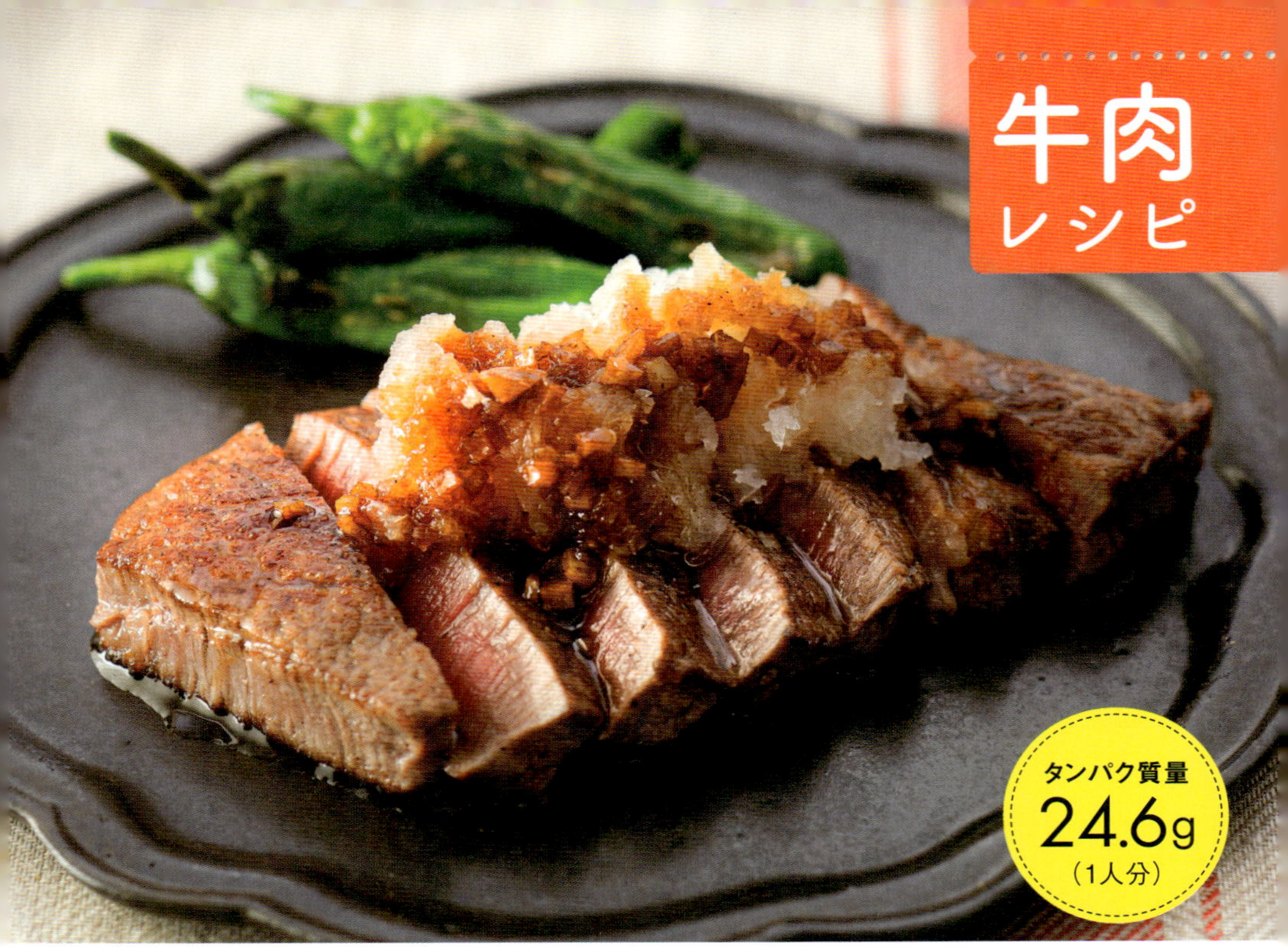

ガーリックおろしヒレステーキ

材料（2人分）

牛ヒレ肉（ステーキ用120g）… 2枚
塩、コショウ…適量
シシトウ…6本
ニンニク…2かけ
大根…5㎝
牛脂…1かけ
オリーブオイル…大さじ1
しょう油…大さじ1

ポイント

ハンバーグなどのひき肉より、ステーキのほうが咀嚼回数が増えて◎

作り方

1 牛肉は冷蔵庫から出して30分ほどおき、常温にする。シシトウは竹串で数か所刺して穴をあける。ニンニクはみじん切り、大根はすりおろす。
2 フライパンに牛脂を熱して溶かし、牛肉に塩、コショウをふって並べ入れる。しっかりと焼き色がついたら裏返す。好みの加減に火を通し、1枚ずつアルミホイルに包んで5分ほどおく。空いたところでシシトウを焼いて取り出す。
3 2のフライパンにオリーブオイルとニンニクを入れて弱火にかけ、フライパンに残った肉汁となじませる。にんにくがきつね色になったらしょう油を入れてひと煮たちさせる。
4 ステーキを食べやすく切り、大根おろしをのせて3をかけ、シシトウをそえる。

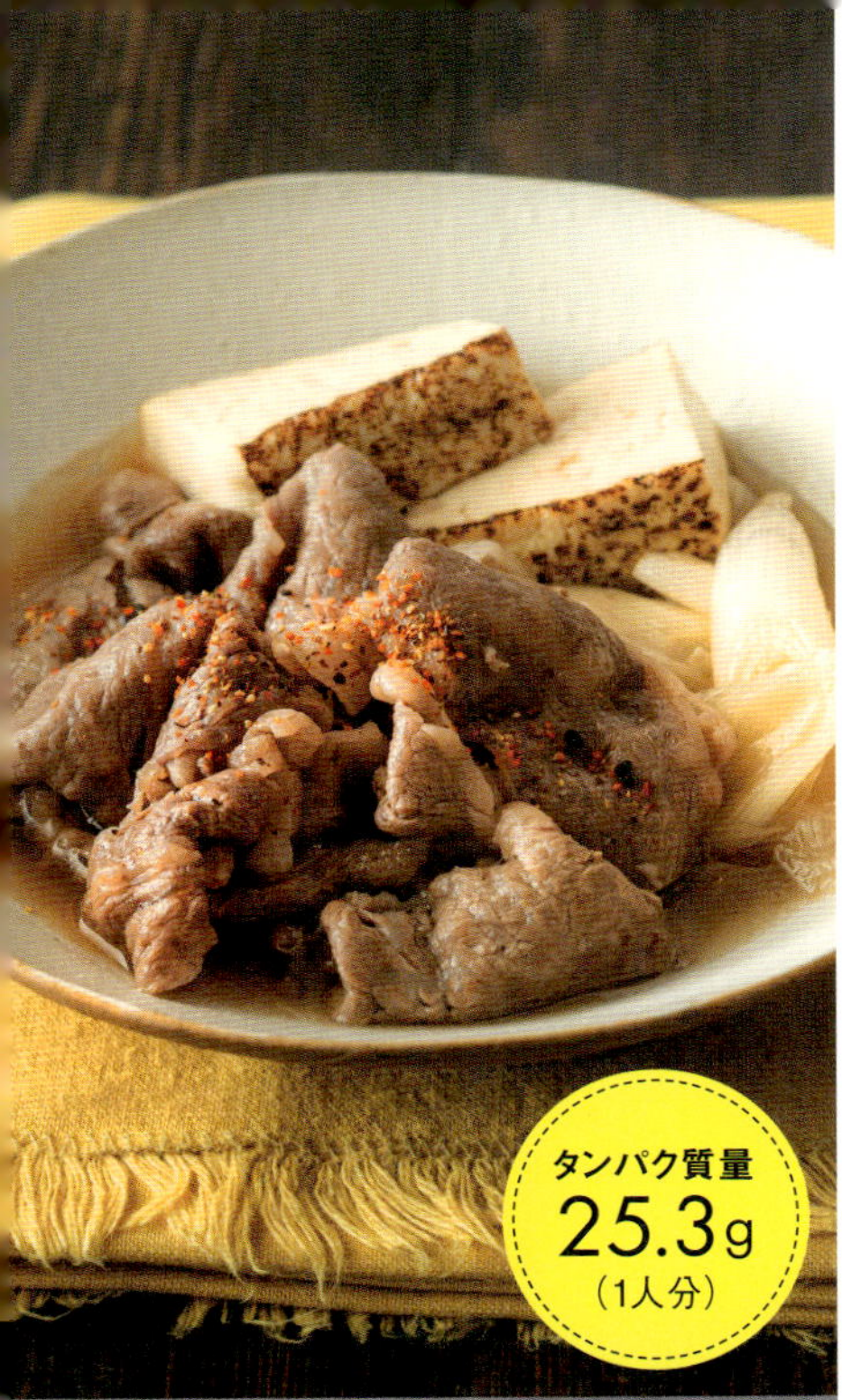
タンパク質量
25.3g
(1人分)

牛肉豆腐

材 料(2人分)

牛ロース薄切り肉…200g
焼き豆腐…1/2丁
長ねぎ…1/2本

A
- カツオ昆布出汁…400ml
- 酒、みりん、しょう油…各大さじ2
- 砂糖…小さじ2

七味唐辛子…適宜

作り方

1 焼き豆腐は4等分に切る。長ねぎは斜め薄切りにする。
2 鍋にAを沸かし、焼き豆腐と長ねぎを加えて弱火で5分煮る。具材を寄せて、空いたところに牛肉をほぐし入れ、アクを取り除きながら2～3分煮て、器に盛る。

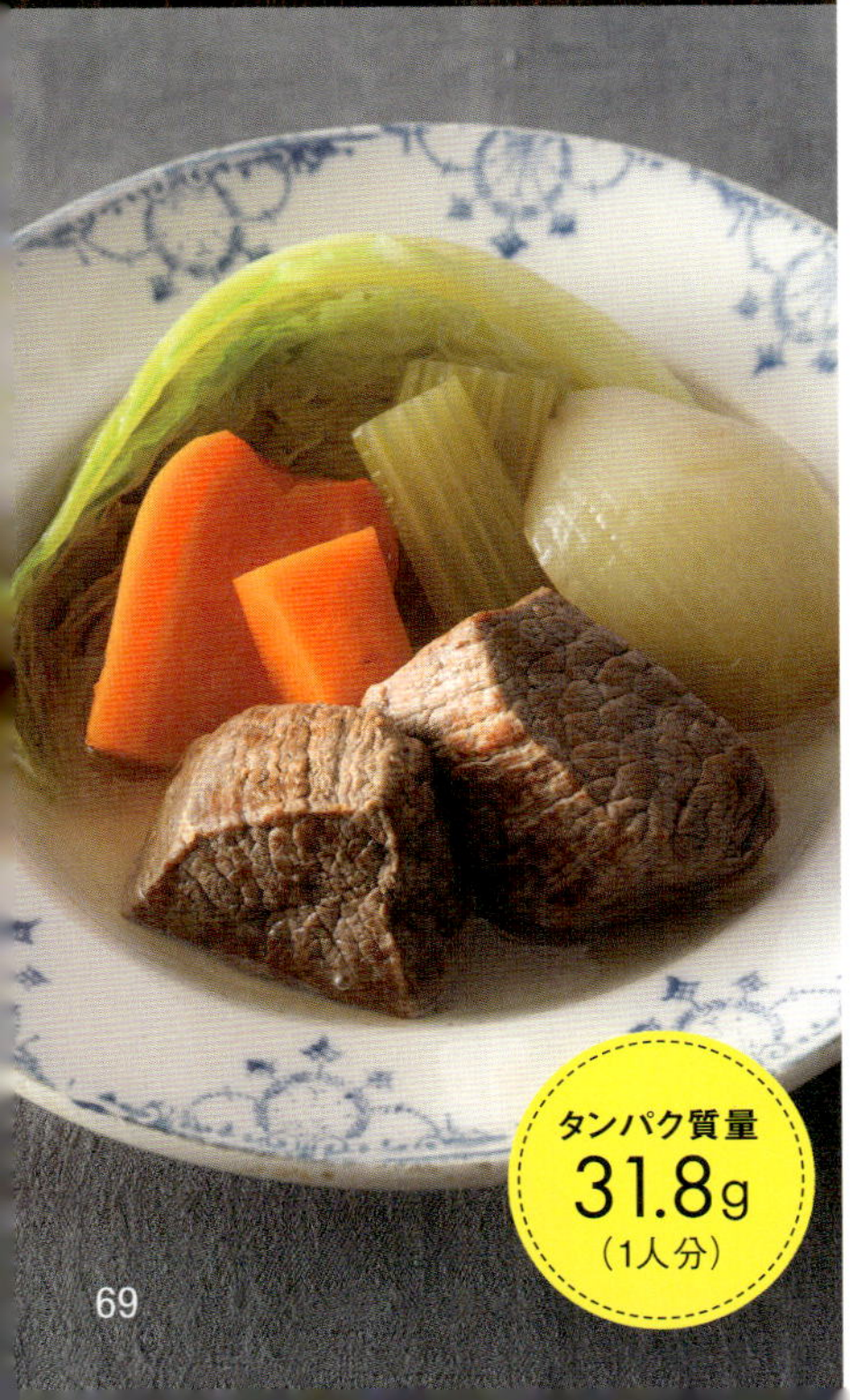
タンパク質量
31.8g
(1人分)

牛肉のポトフ

材 料(2人分)

牛もも肉(ブロック)…300g
塩…適量
ニンジン…小1本
セロリ…1/2本
玉ねぎ…1/2個
キャベツ…1/8個

A
- 水…600ml
- セロリの葉…1本分
- ショウガ(薄切り)…1かけ
- 塩…小さじ1/3

オリーブオイル…適量
マスタード…適宜

作り方

1 牛もも肉は4等分に切る。ニンジン、セロリは4等分に、玉ねぎとキャベツは芯をつけたまま半分に切る。
2 鍋にAを入れて沸かし、ニンジン、セロリ、玉ねぎを入れ、蓋をして30分煮る。
3 フライパンにオリーブオイルを薄くしいて熱し、牛肉に塩をふって並べ入れる。焼き色がついたら転がして全体に焼き色をつけ、2に加える。セロリの葉を取り出してキャベツを加え、蓋をしてさらに15分煮る。塩(分量外)で味を整えて器に盛り、お好みでマスタードをそえる。

豚肉 PORK

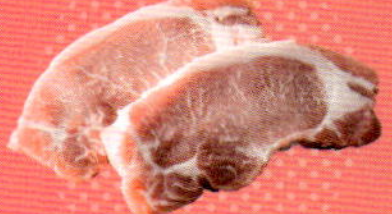

イチオシ部位！

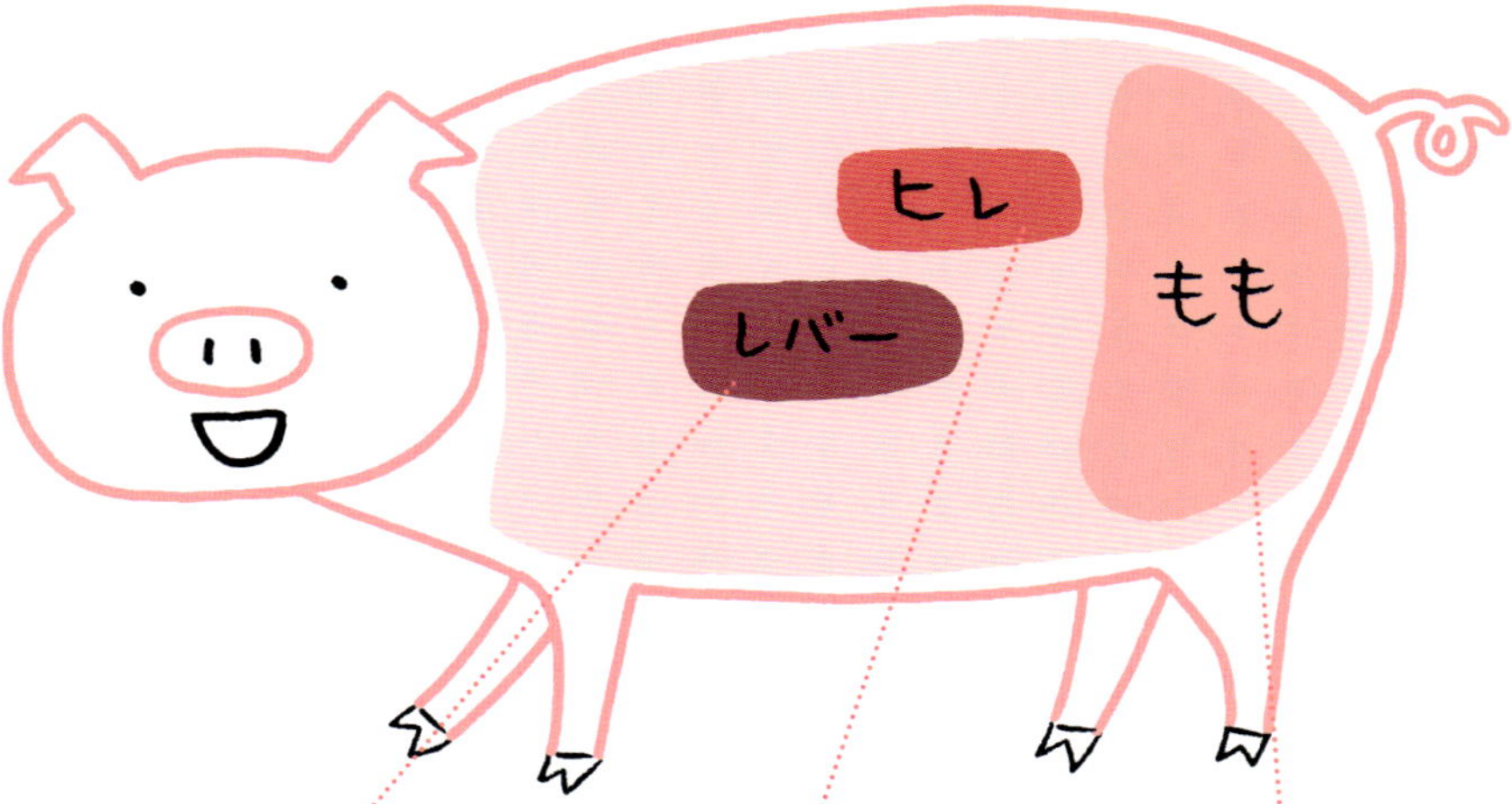

レバー

牛肉や鶏肉のレバーと比べ、鉄分をもっとも多く含む豚レバー。さらにビタミンA、ビタミンB群、ビタミンDを含む滋養強壮食材です。豚レバー50gで1日に必要なビタミンAやB2を一度に摂ることができます。

ヒレ

脂の少ないヒレ肉は豚肉のなかでもビタミンB1をもっとも豊富に含む部位。ねぎやニンニクに含まれるアリシンと一緒に摂るとパワーが倍増します。ビタミンB1は熱に弱く、脂溶性なので調理は低温か蒸しがベスト。

もも

赤身の豚もも肉は、低脂肪で高タンパクなダイエット向きのお肉。ビタミンB1もヒレに次いで多く、疲労回復効果が抜群です。また、ナイアシンが多く、うつ予防や悪玉コレステロールを減らす効果もあります。

豚肉で豊富なビタミン即効チャージ！

ビタミンB1は牛肉の10倍！

豚肉といえば、疲労回復効果抜群のビタミンB1が豊富！エネルギー代謝を促し、疲労のもととなる乳酸を取り除いて疲れを解消します。その含有量は、なんと牛肉の10倍！激しい運動や日常的な飲酒でもビタミンB1が不足するので、意識的に摂取しましょう。

カリウム・鉄分などミネラルも！

心臓や筋肉の機能維持、神経刺激の伝達、血圧降下作用など体の働きに必要不可欠な栄養素であるカリウムが豊富です。さらに牛肉には及ばないものの、鉄分も摂れるので、貧血やうつ予防に有効です。

エネルギーUP効果もスゴい！

滋養強壮食材として昔から愛食されてきた豚肉。ビタミンB1の作用により、倦怠感や無気力の解消、集中力アップなどに効果を発揮します。また、アルコール代謝にもすぐれているため、二日酔い防止にも役立ちます。お酒をたくさん飲むという日には豚肉を食べましょう。

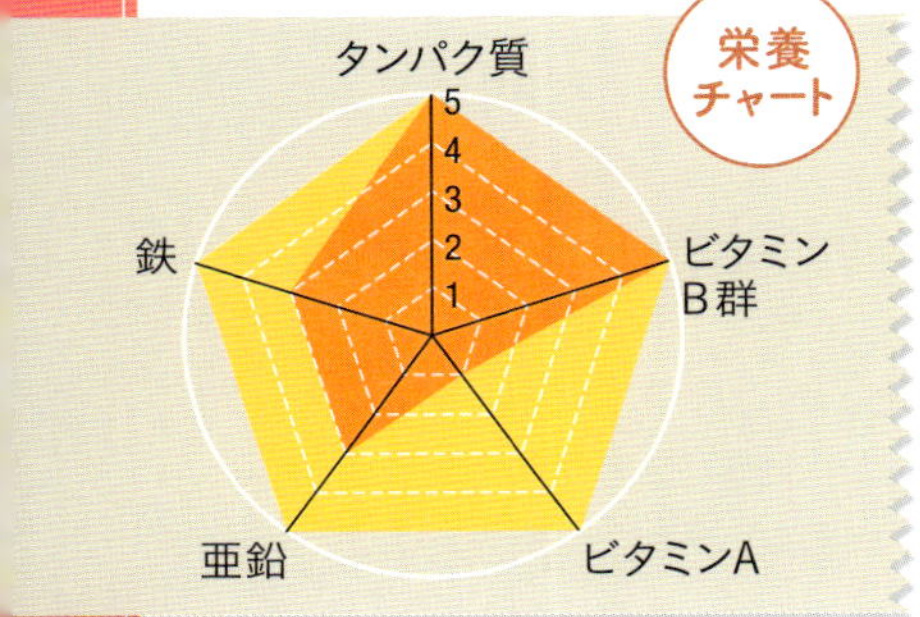

沖縄では、「鳴き声以外はすべて食べられる」といわれる大切なタンパク源です

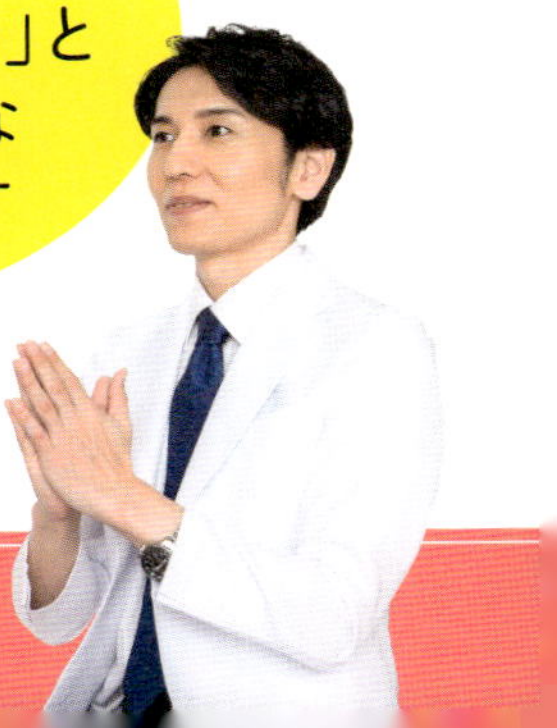

豚 PORK 肉

悪玉コレステロールを撃退せよ!
われら、脂肪酸三銃士!

僕はオレイン酸

ヘルシーと言われるオリーブオイルにも含まれているんだけど、なんと豚肉100g中には、僕オレイン酸が14gも含まれているんだ。酸化しにくくて、悪玉コレステロールを減らす働きがあるよ！**血液をサラサラにして動脈硬化や生活習慣病予防**に役立つし、**肌荒れや肌のくすみも防ぐパワー**があるんだよ。

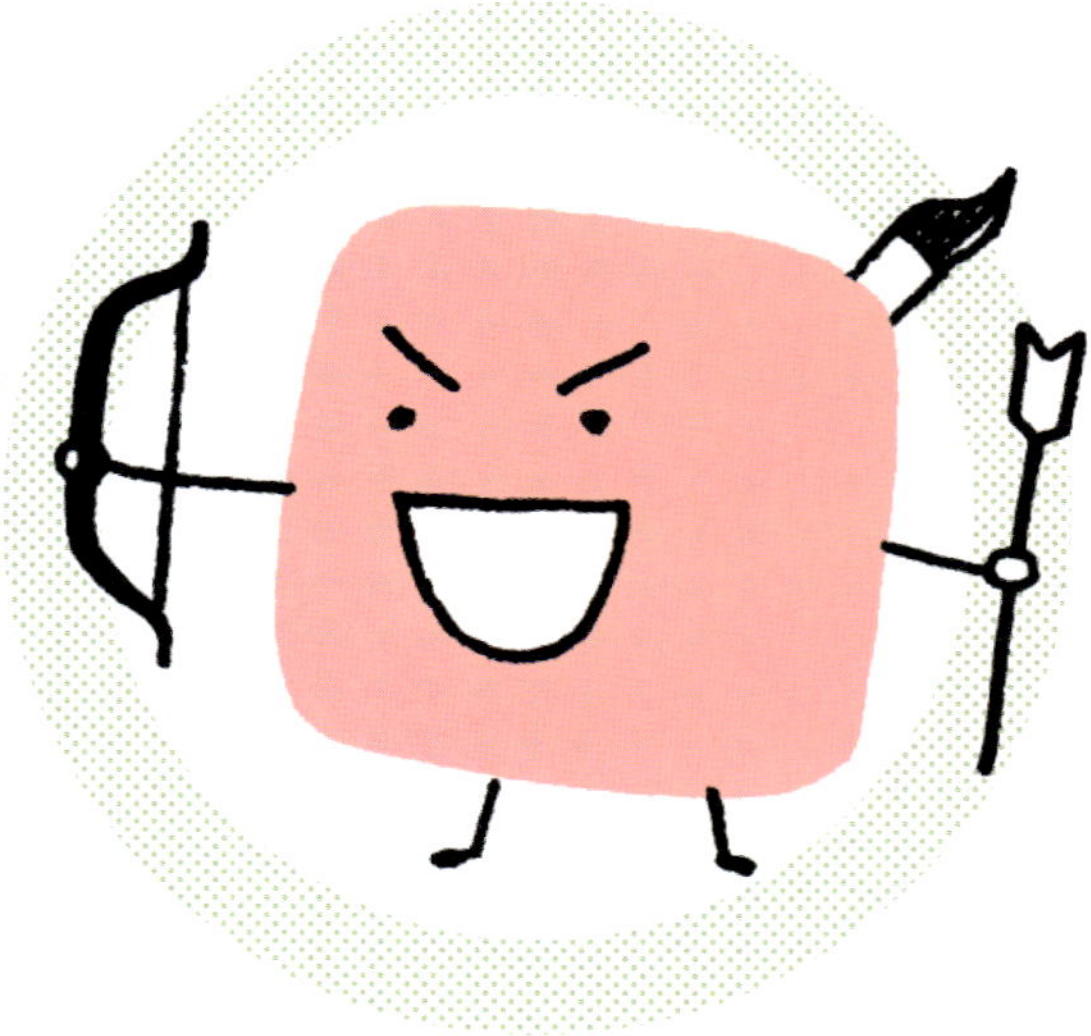

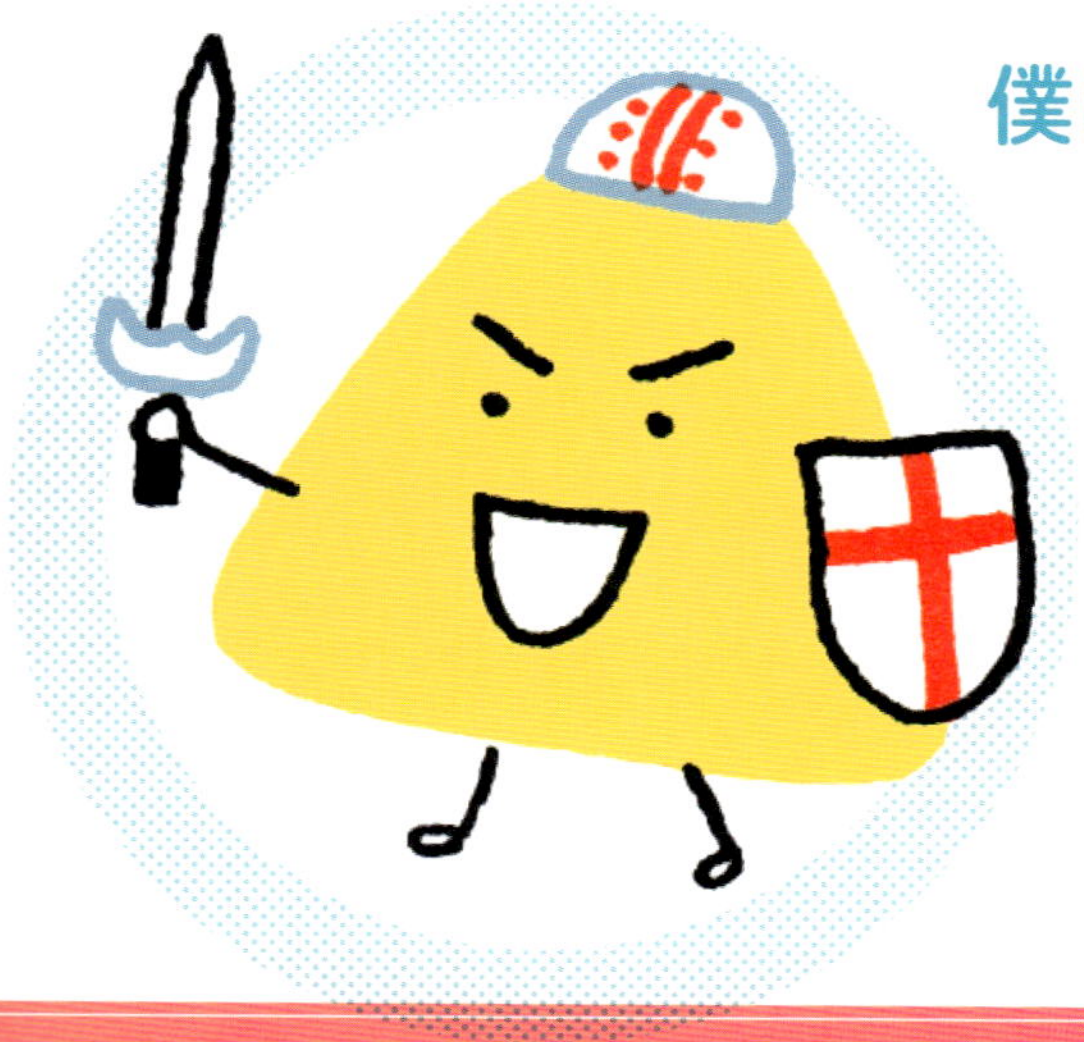

僕はステアリン酸だよ

抗酸化作用があって、善玉コレステロールを増やして血管の内側にこびりついた悪玉コレステロールを取り除く働きをしているんだ。**血管の浄化パワーはダントツ！** 仲間のリノール酸やオレイン酸の倍近い効果があるのが自慢。**動脈硬化予防も、肌の保湿効果**も僕の働きだよ。

悪玉コレステロールを減らし、善玉をガンガン増やす豚肉パワー

健康の大敵、それは「悪玉（LDL）コレステロール」。増えすぎると動脈硬化を起こして心筋梗塞や脳梗塞を発症させる原因になります。実は豚肉の脂には、この悪玉コレステロールを減らし、コレステロールバランスを整えてくれる、良質な脂肪酸（オレイン酸・リノール酸・ステアリン酸）がたっぷり含まれています。また、常温で固まらない不飽和脂肪酸が多いため、吸収はされやすいですが、体内に脂がたまりづらいのも豚肉のメリットです。

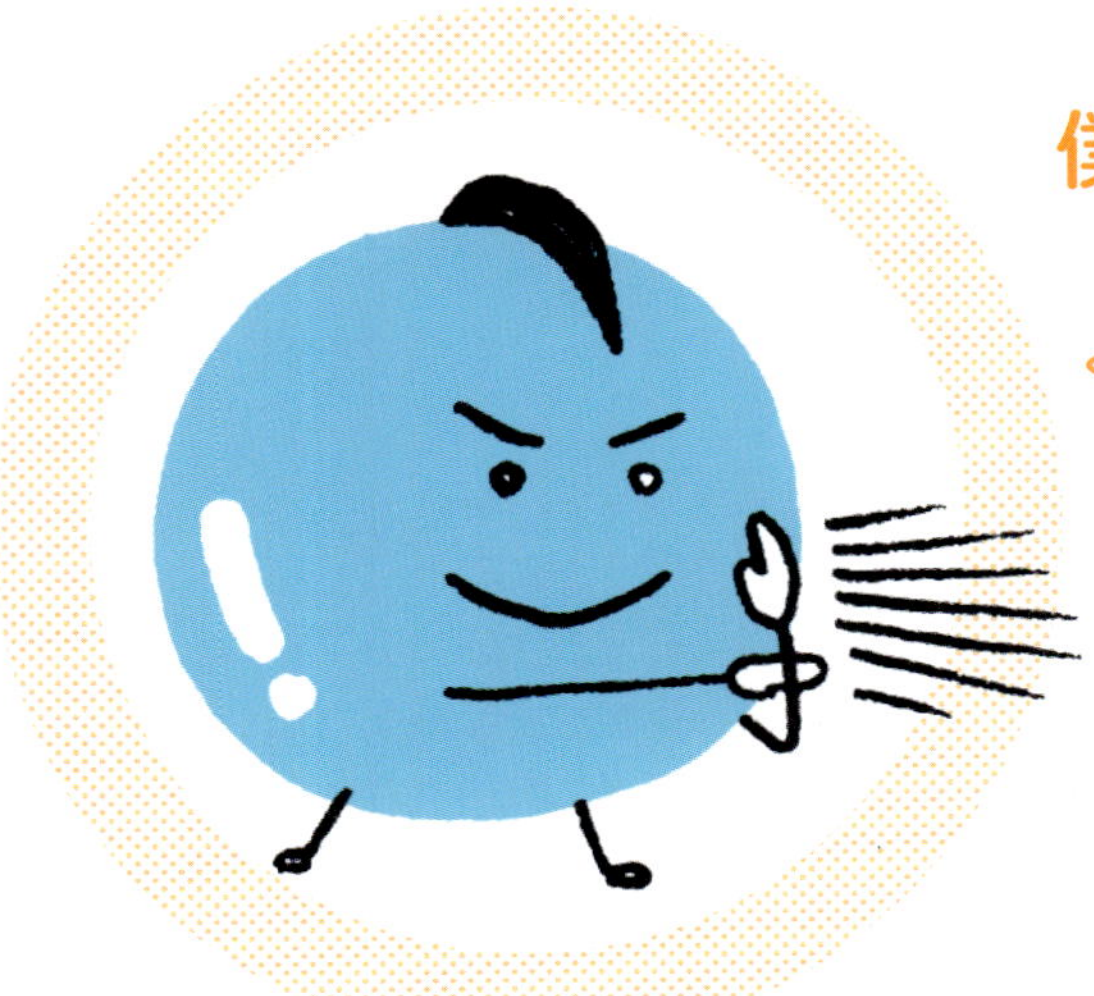

僕は、リノール酸だ！

豚肉のほかにはコーン油やグレープシードオイルにも含まれていて、**血中コレステロール濃度を下げる働き**があるんだ。オレイン酸、ステアリン酸と僕、つまり脂肪酸三銃士が力を合わせて健康を守るよ。僕たちが活躍できるよう**毎日１食は豚肉**を食事に取り入れてみてね。

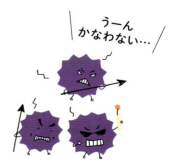

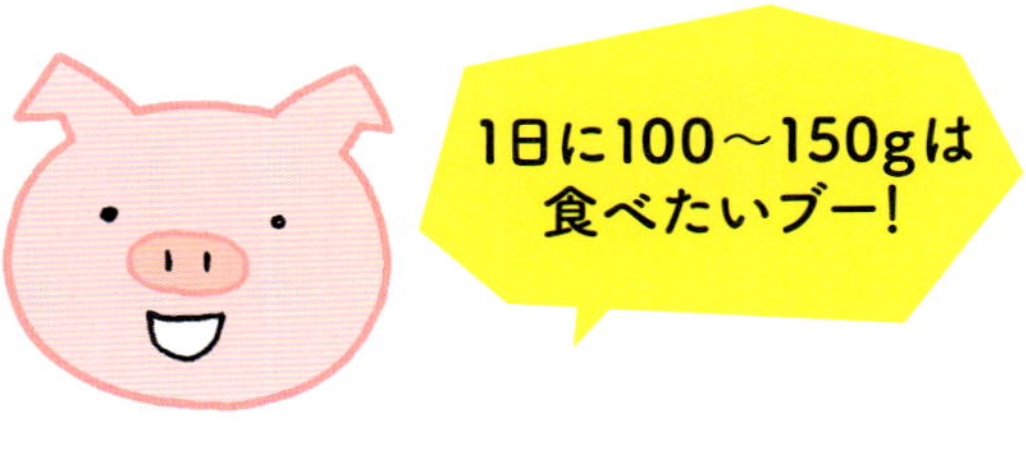

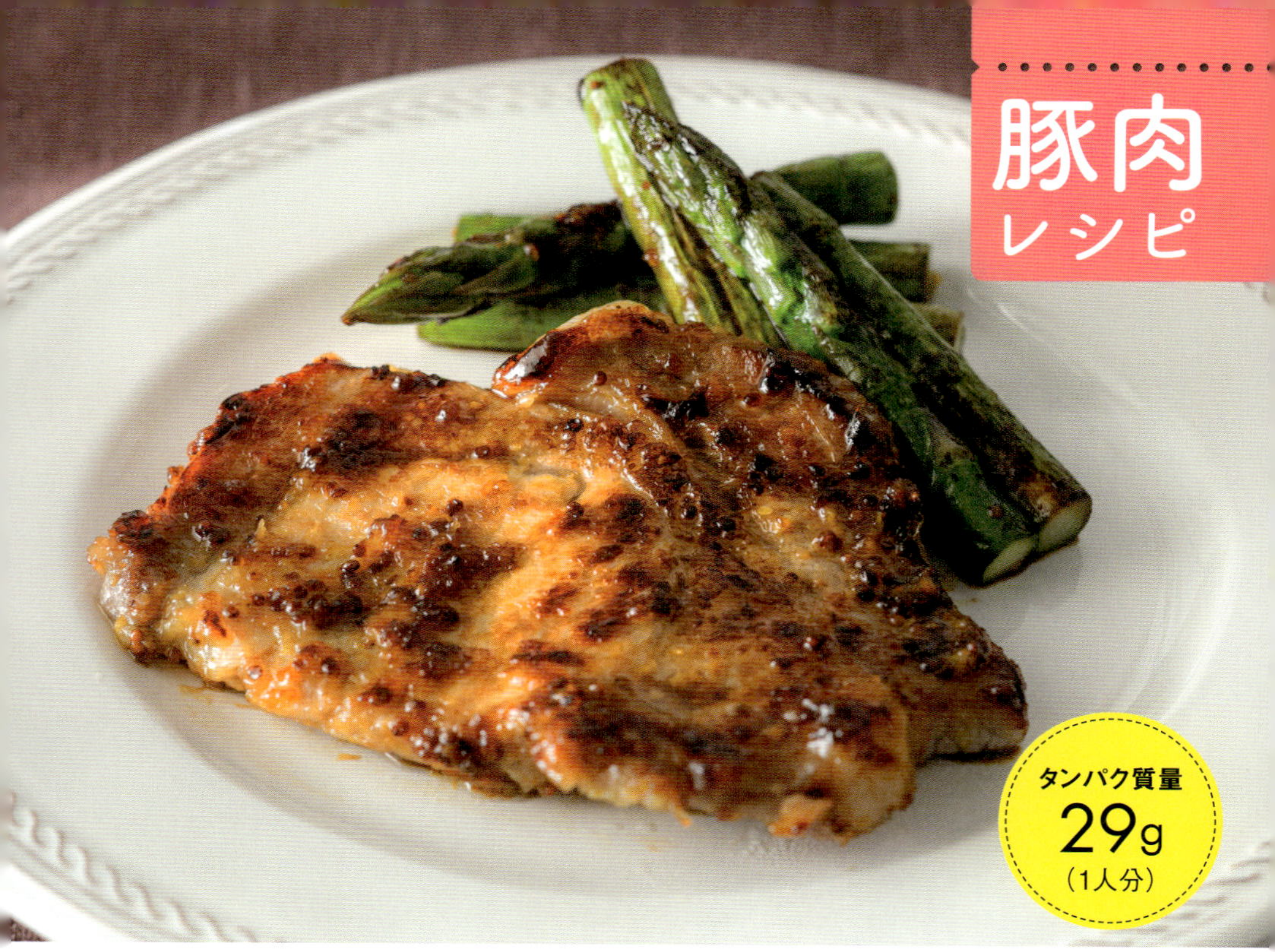

タンパク質量
29g
（1人分）

ハニーマスタードジンジャーポーク

材料（2人分）

豚ロース肉（厚切り150g）…2枚
A
- ショウガ（すりおろし）…1かけ分
- はちみつ、粒マスタード…各大さじ1
- 塩、コショウ…各少々

アスパラガス…4本
オリーブオイル…小さじ1

作り方

1 豚肉は筋切りをしてAを揉み込み、15分ほどおく。アスパラガスは根元を1cmほど切り落とし、硬い部分の皮をむいて食べやすく切る。
2 フライパンにオリーブオイルを弱火で熱し、豚肉を並べ入れる。豚肉は4～5分焼いて焼き色がついたら裏返し、蓋をしてさらに2～3分蒸し焼きにする。空いたところでアスパラガスを焼く。

ポイント

食べる順番としては、まず豚肉を食べたあとに、アスパラガスを食べましょう。

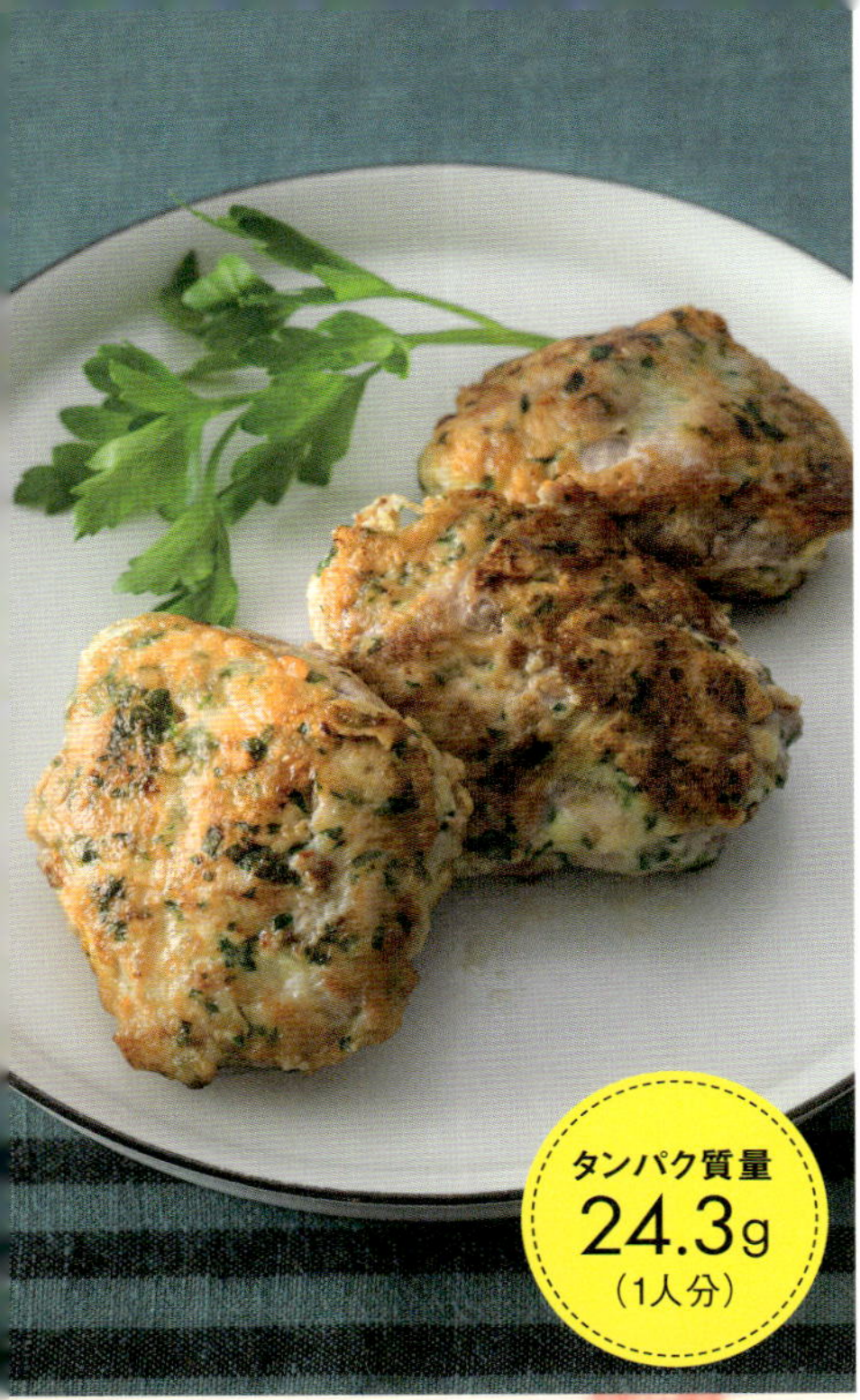
タンパク質量
24.3g
(1人分)

豚のチーズピカタ

材料(2人分)

豚小間切れ肉…250g
塩…少々
小麦粉…大さじ1
A
- 溶き卵…1個
- 粉チーズ…大さじ1
- イタリアンパセリ(みじん切り)…2〜3枝分
- ニンニク(みじん切り)…1かけ分

オリーブオイル…大さじ1

作り方

1 豚肉に塩をふり、小麦粉をまぶしつける。ボウルにAを合わせてよく混ぜ、豚肉を入れて全体にからめる。
2 フライパンにオリーブオイルを熱し、1を5〜6cmほどの大きさに並べ入れる。焼き色がついたら裏返し、蓋をして5〜6分蒸し焼きにする。

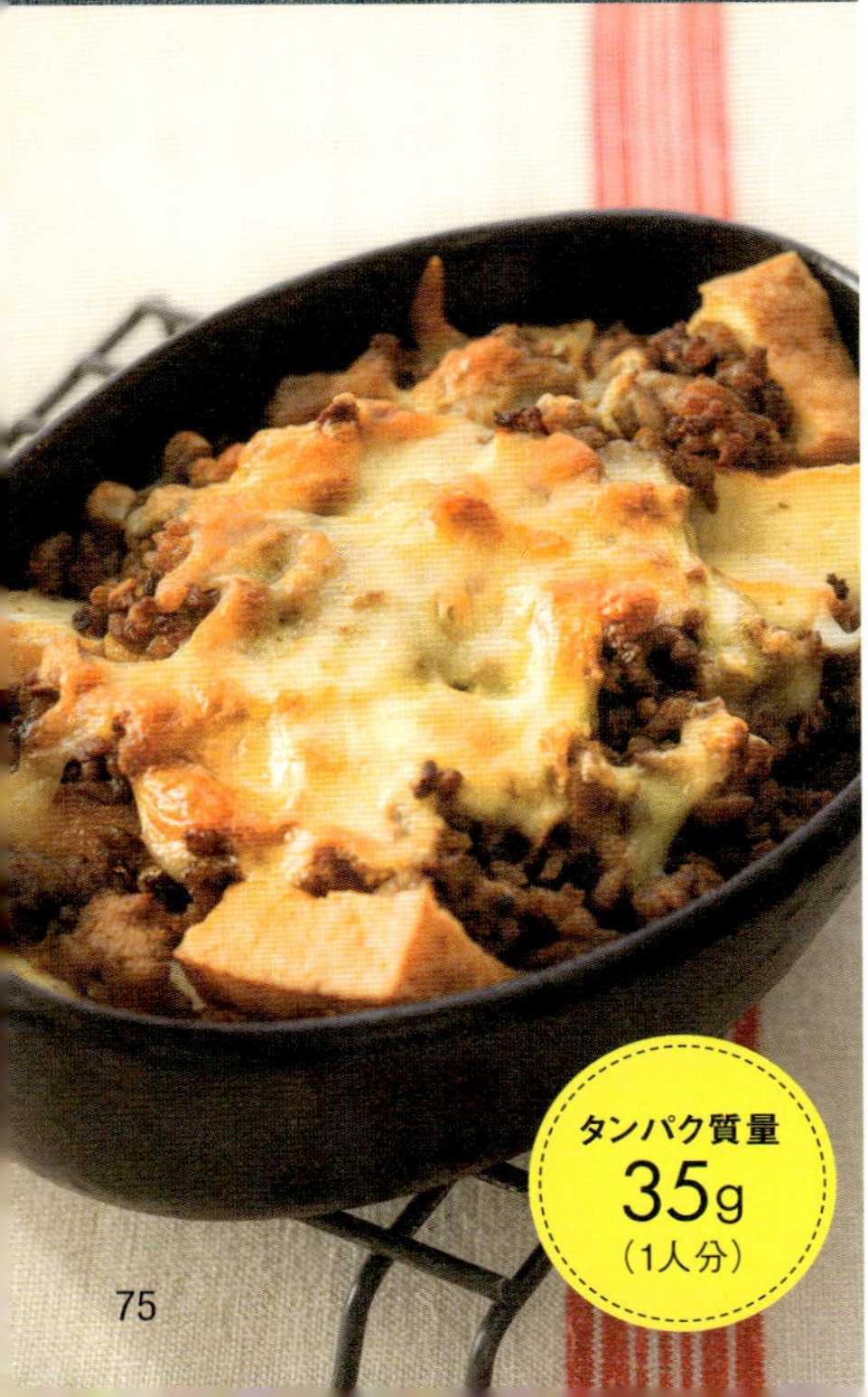
タンパク質量
35g
(1人分)

カレーそぼろと厚揚げのチーズ焼き

材料(2人分)

豚ひき肉…200g
厚揚げ…1枚
ブラウンマッシュルーム…4個
ニンニク…1かけ
オリーブオイル…小さじ1
A
- カレー粉、しょう油…各大さじ1/2
- 砂糖…小さじ1/2

ピザ用チーズ…50g

作り方

1 厚揚げは縦半分に切り、1cm幅に切る。マッシュルームとニンニクはみじん切りにする。
2 フライパンにオリーブオイルを熱し、ひき肉をかたまりのまま入れる。焼き色がついたらマッシュルームとニンニクを入れてひき肉をほぐすように炒め、Aを加えて炒める。
3 耐熱容器に薄く油(分量外)を塗って厚揚げを並べ入れ、2をのせる。ピザ用チーズをのせてトースターでチーズにこんがりと焼き色がつくまで焼く。

鶏肉 CHICKEN

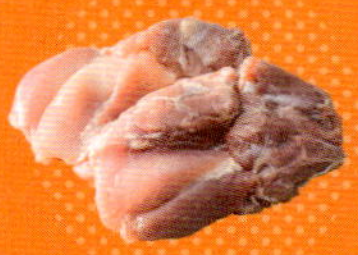

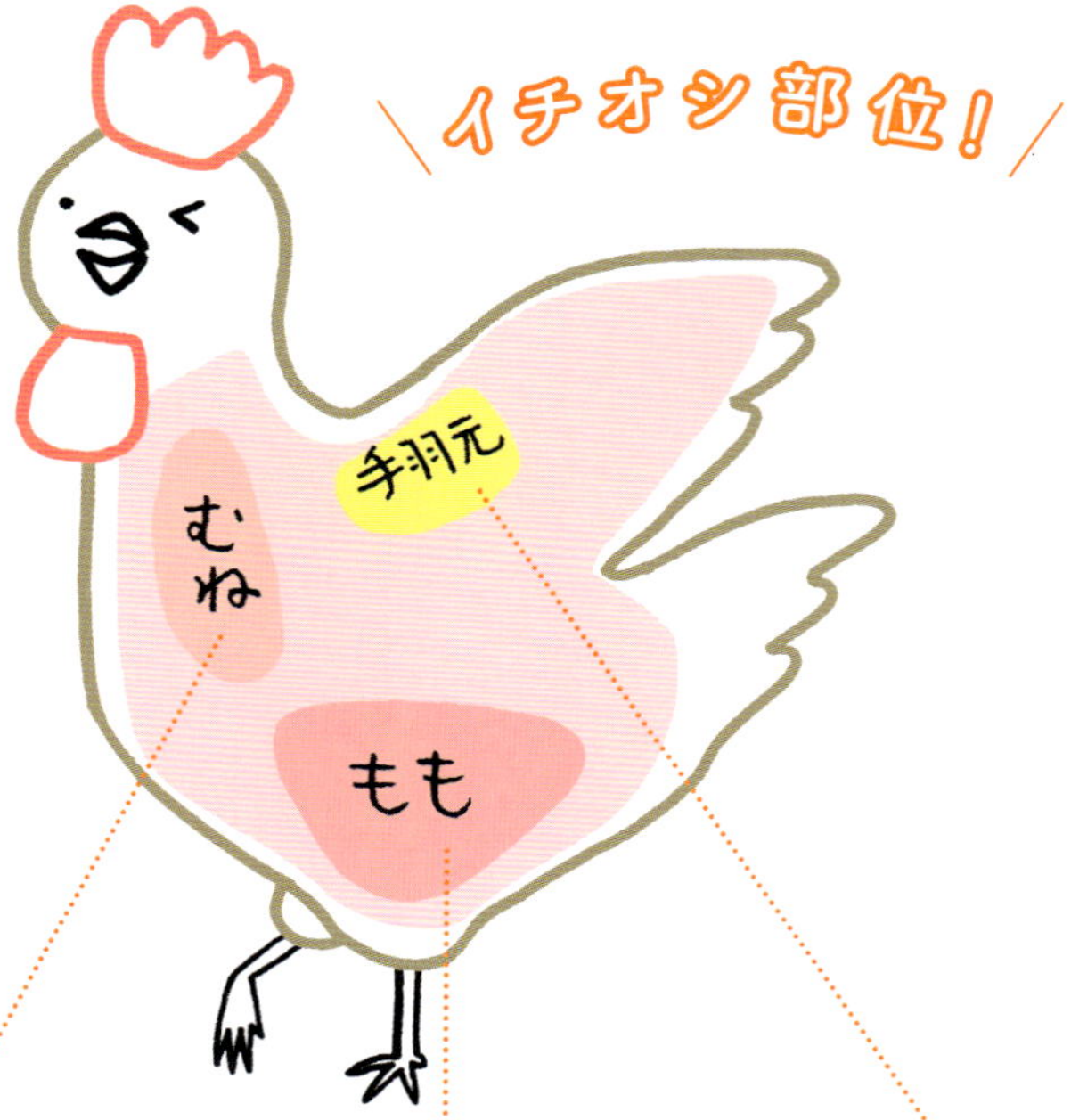

むね

脂肪分が少なく、高タンパクでヘルシーな部位。骨を強くするビタミンK、美肌効果のあるビタミンB6が豊富。血圧の上昇を抑えるカリウムも多く含まれます。皮は脂肪分とビタミンAが多いのでお好みで。

もも

むね肉と比べると、脂肪分が多くジューシーな部位。鶏肉のなかで、もっとも栄養価が高く、ビタミンA、B２、鉄分、抗酸化作用の高いセレンなど、心身の調子を整えてくれる栄養素が豊富に含まれています。

手羽元

手羽元は肌のハリと潤いを保つ美肌成分コラーゲンをたっぷり含んでいます。血管の老化防止や骨粗しょう症、関節痛の改善にも効果的。コラーゲンは熱で溶け出してしまうので、スープや煮物がおすすめ。

コスパ最高♪ 毎日摂りたい鶏肉パワー！

高タンパク・低脂肪、しかも低価格！

肉の中でも高タンパク、低脂肪でとってもヘルシー。消化吸収の良さや手頃な価格も魅力です。エネルギー源となる飽和脂肪酸と、コレステロールを整える不飽和脂肪酸をバランスよく含み、善玉コレステロールを増やすステアリン酸やオメガ9系列も豊富です。

口内炎やうつに効くナイアシンたっぷり！

ナイアシンが多く含まれ、口内炎の予防や細胞を傷つける活性酸素の除去に働きかけてくれます。ナイアシンには、糖質、脂質、タンパク質をエネルギーに変換する作用や、脳代謝を高めて心の安定を保つ抗うつ作用もあります。

コラーゲンとビタミンAで美容効果！

肉の中でも美容効果の高いコラーゲンとビタミンAがダントツに多く含まれています。とくに皮つきの手羽先、手羽元は、コラーゲンがたっぷり！ ビタミンAは粘膜を強くし、シミやシワを防ぐ効果があり、抵抗力を高めるので、風邪予防にも効果的。

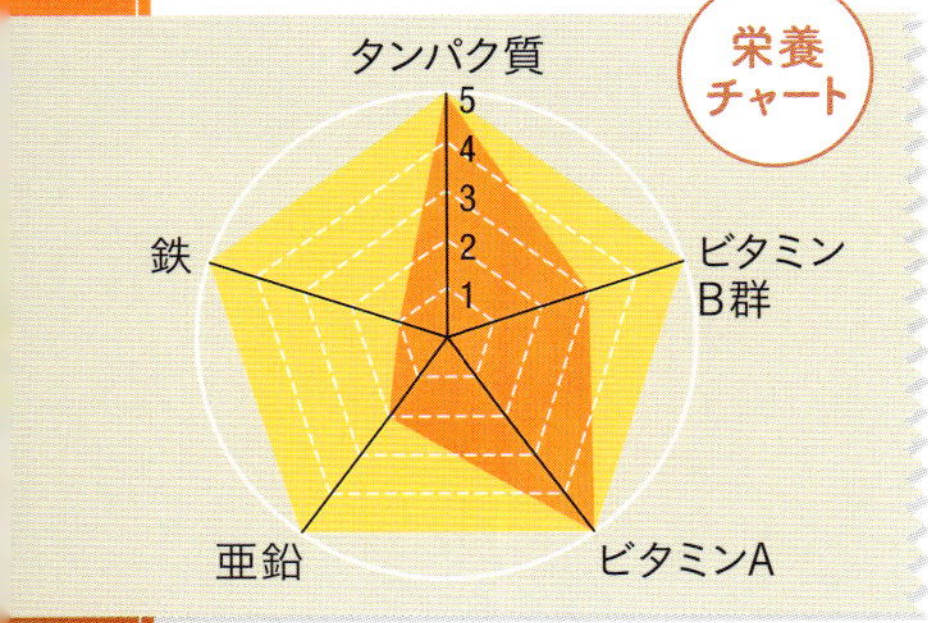

鶏肉は、ヘルシーで高タンパクなダイエット向きのお肉です！

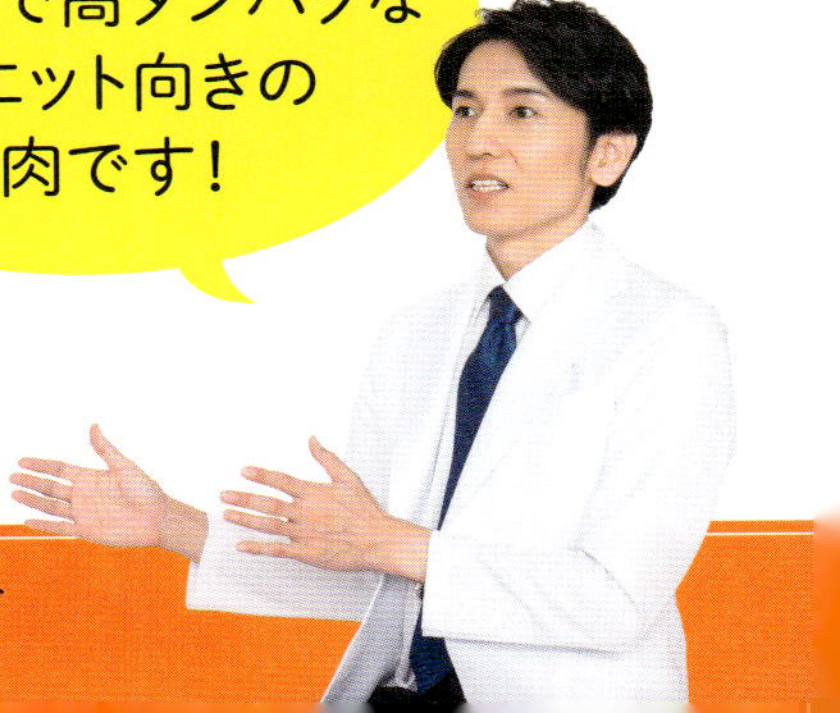

鶏むね肉の疲労回復効果がスゴい！

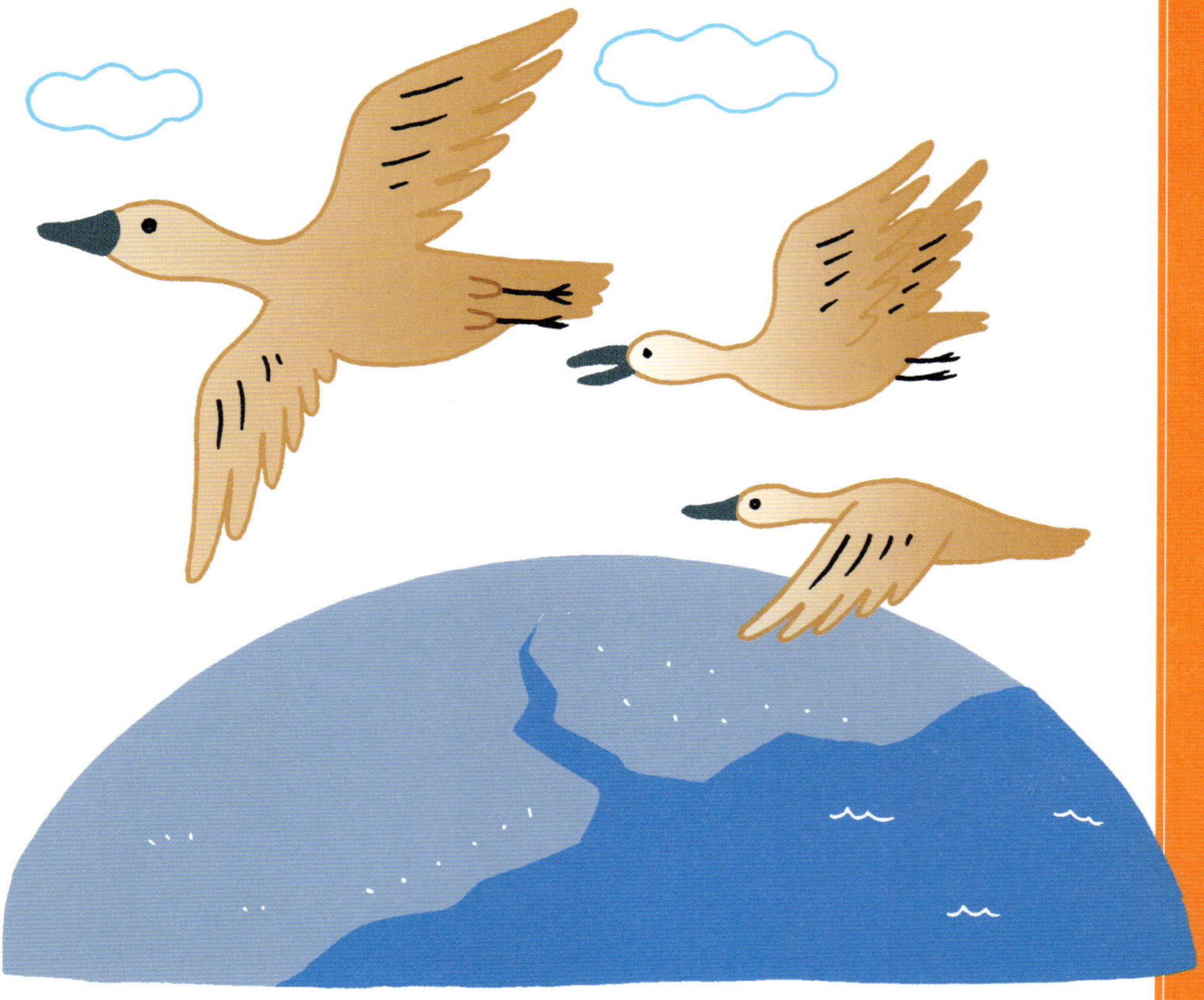

約10日間、1万1000kmも飛び続けることができる渡り鳥。そのパワーの源が、羽根の付け根の胸肉に豊富に含まれている抗疲労物質イミダペプチドです。鶏むね肉100gに約200mgのイミダペプチドが含まれています。

鶏むね肉で疲れ知らず

鶏肉の中でも、もっともタンパク質量が多い部位である鶏むね肉は、ヘルシーなだけでなく、疲労回復効果の高いイミダペプチドが多く含まれる食材です。イミダペプチドは、渡り鳥の羽根のつけねに含まれる成分。渡り鳥が1年中地球規模で長距離を移動しつづけられるのは、このおかげなのです。抗酸化作用が高く、細胞の損傷や活性酸素を抑えて、体の老化を防いでくれるため、美容にもアンチエイジングにも最適です。

クエン酸を含む 梅干しと合わせても!

イミダペプチドの疲労回復効果は、クエン酸と一緒に摂ることでさらにパワーアップします。レモンが有名ですが、クエン酸を含む代表的な食材は、梅干し。一緒に摂るなら塩分量も加味して1日2個程度が目安です。クエン酸は血糖値の上昇を抑えるほか、血流促進やアンチエイジング、美肌効果もあります。

黒酢と合わせても!

イミダペプチドの疲労回復効果を倍増させるクエン酸は、黒酢にもたっぷり含まれています。黒酢は、肉をやわらかくして臭みを取る効果や減塩作用などがあり、料理の調味料としても最適です。むね肉を調理する際には、ぜひ下味やソースなどに活用してみましょう! 黒酢の1日の使用目安は、およそ15〜30ccほどです。

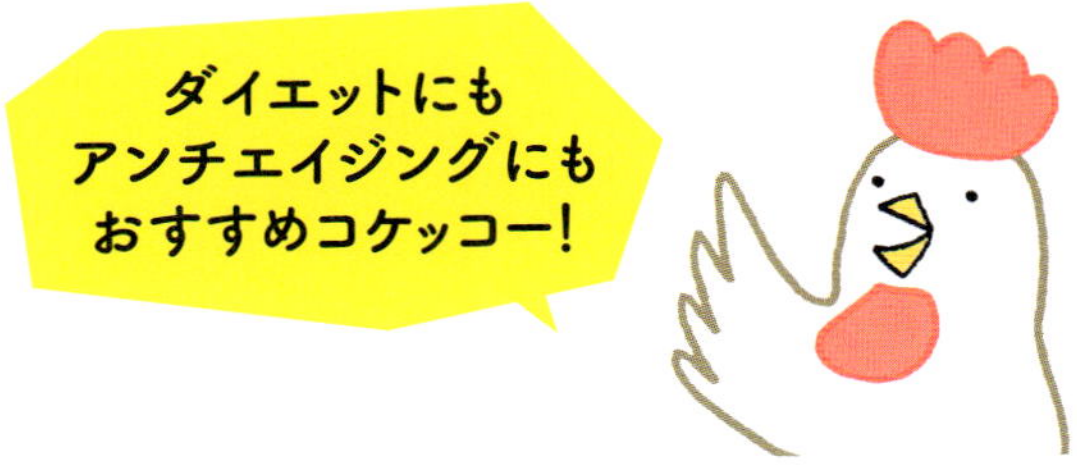
ダイエットにも
アンチエイジングにも
おすすめコケッコー!

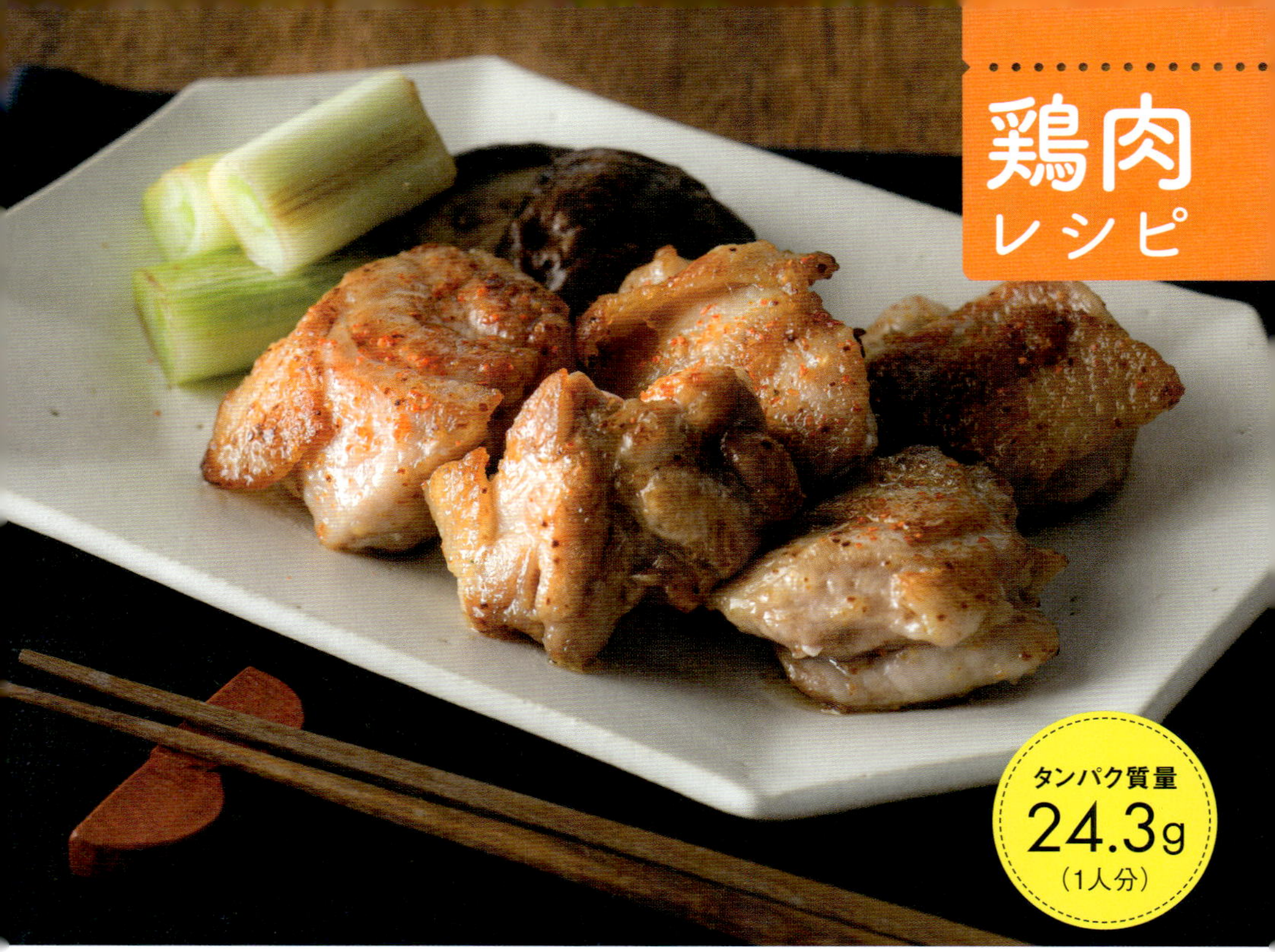

鶏もも肉の一味焼き

材料（2人分）

鶏もも肉…大1枚（300g）

A
- 酒…大さじ1
- 片栗粉…小さじ1
- 一味唐辛子…小さじ1／2～小さじ1
- 塩…小さじ1／3

長ねぎ…1／2本
シイタケ…4枚
ゴマ油…小さじ1
しょう油…少々

作り方

1 鶏肉は厚い部分を切り開いてひと口大に切り、A をまぶす。長ねぎは 4cm幅に、シイタケは軸をとる。

2 フライパンにゴマ油をしいて弱火で熱し、鶏肉の皮目を下にして並べ入れる。焼き色がついたら裏返し、蓋をして 6 分ほど焼いて火を通す。空いたところで長ねぎとシイタケを焼き、しょう油をたらす。

ポイント

やわらかくジューシーな鶏もも肉は毎日のミートファーストに取り入れやすくおすすめ。

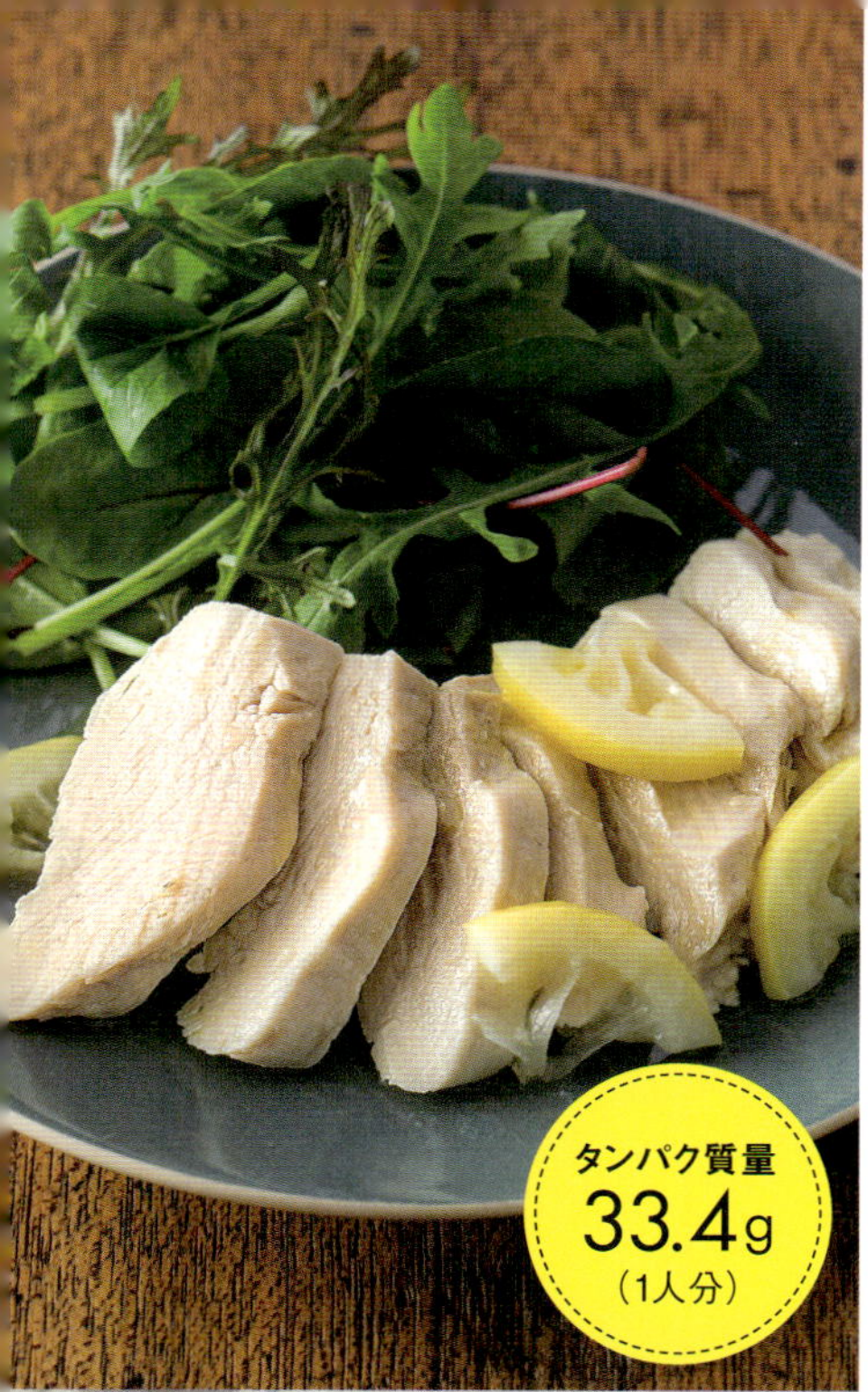
タンパク質量
33.4g
(1人分)

蒸し鶏のレモンマリネ

材料（2人分）

鶏むね肉（皮なし）…大1枚（300g）
塩…小さじ1／3
レモン（5mm幅の輪切り）…2枚
水、酒…各大さじ1
A［オリーブオイル、レモン汁…各大さじ1
ベビーリーフ…適量

作り方

1 鶏肉は厚い部分を切り開いて半分に切り、まんべんなくフォークでさして塩を揉み込む。
2 鶏肉を耐熱皿にのせてレモンをのせ、水と酒をふり、ふんわりとラップをかける。電子レンジ（600W）で3分加熱し、裏返して2～3分加熱する。さわれるくらいまで冷まし、薄くそぎ切りにする。ゆで汁ごと保存容器に入れてAを加え、ラップをぴったりと落として冷蔵庫で30分ほどおく。
3 2を器に盛り、ベビーリーフをそえる。

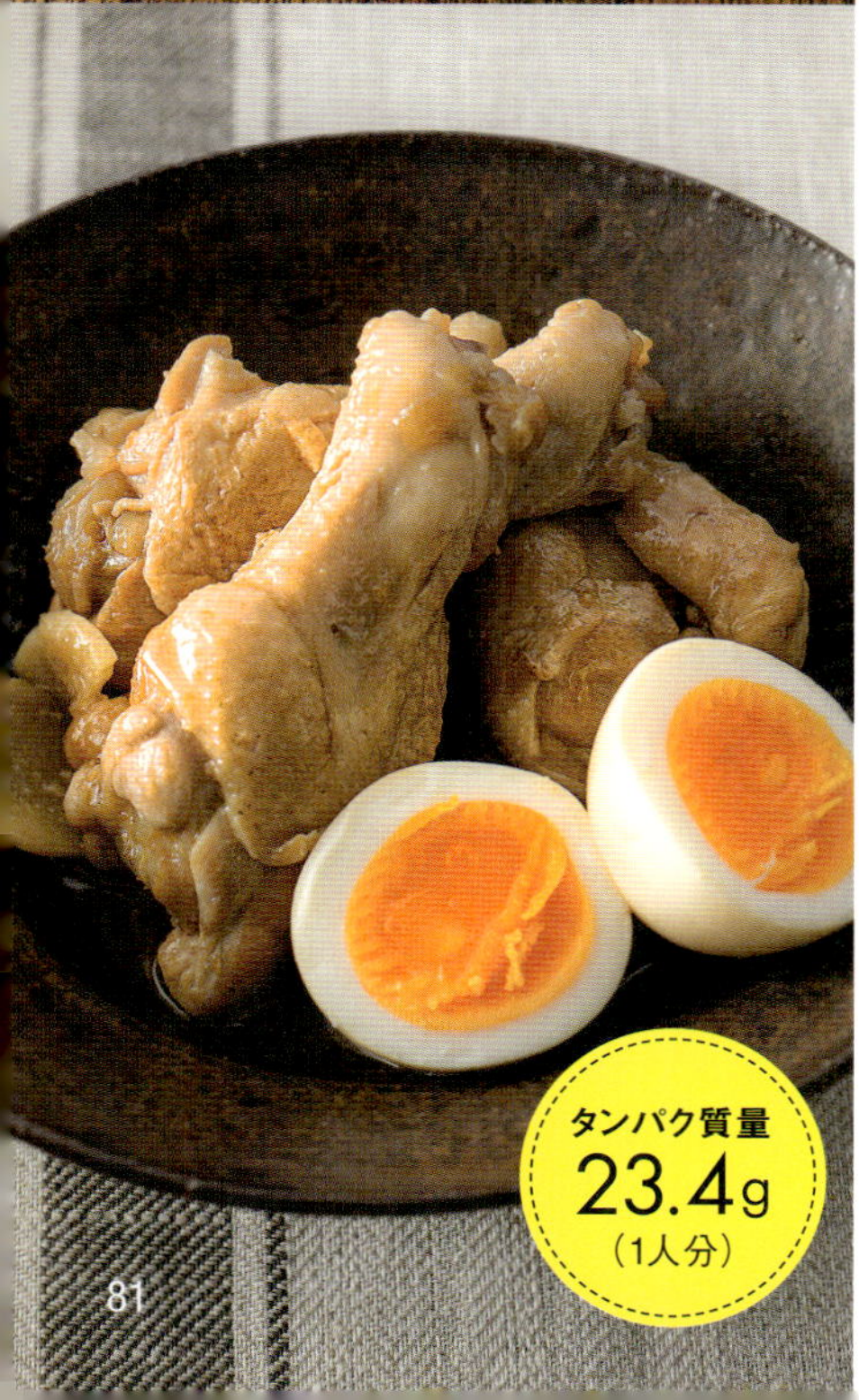
タンパク質量
23.4g
(1人分)

鶏手羽元と卵のオイスターソース煮

材料（2人分）

鶏手羽元…6本（200g）
塩…少々
半熟ゆで卵…2個
ニンニク、ショウガ…各1かけ（薄切り）
ゴマ油…大さじ1
水…400ml
A［オイスターソース、しょう油、砂糖…各大さじ1

作り方

1 鶏手羽元は骨に沿って切り込みを入れ、塩をまぶす。ゆで卵は殻をむいておく。
2 フライパンにゴマ油を熱し、ニンニクとショウガを入れる。香りが立ってきたら鶏肉を入れて焼き、全体に焼き色がついたら水を入れて沸かしてAを加える。アクをとって弱火にし、落とし蓋をして20分ほど煮る。火を止めて煮汁にゆで卵を漬け、そのまま冷ます。
3 2の卵を取り出して半分に切り、鶏肉はあたためて器に盛る。煮汁を半量になるまで強火で煮詰めてかける。

LAMB

ラム肉

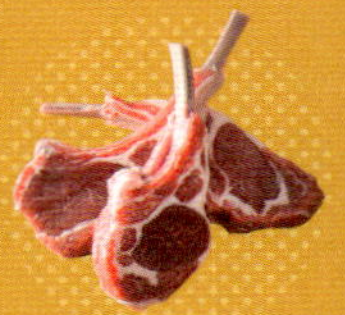

イチオシ部位！

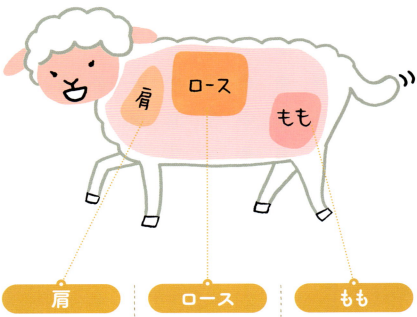

肩

高タンパクで脂質が多く、少し硬めの肉質が特徴。若干臭みがあり、気になる人もいるので、ニンニクやハーブとともに調理するのがおすすめです。ビタミンK、ビタミンB12、亜鉛などが多く含まれています。

ロース

やわらかい肉質が特徴で、ラム肉のなかで一番上質な部位。高タンパクですが、脂質も比較的多め。ももと同じく、ジンギスカンにも使用される人気部位です。ビタミンB12、ナイアシンを同時に摂ることができます。

もも

ラム肉のなかでもっとも脂が少ないヘルシーな赤身肉。ジンギスカンにも使用される定番の部位です。ビタミンB12、ナイアシンをはじめとしたビタミンB群、亜鉛も多く含まれ、ヘルシーに栄養補給ができる部位です。

実は最強のダイエットミート!"ラム肉"

ほかの肉と比べ低カロリー!

牛、豚、鶏と比べてもっとも低カロリーなラム肉（生後1年以内の仔羊)。100gあたり198 kcalで、牛肉259kcal、鶏肉204 kcalにも勝るヘルシーさが魅力です。また、体内で合成できない必須アミノ酸もバランスよく含まれます。

高タンパクでミネラルも豊富!

低脂肪でヘルシーな上に、牛肉よりも高タンパク。体に吸収されやすいヘム鉄や亜鉛などのミネラル、美肌効果の高いビタミンB1、B2、B6、Eも豊富に含んでおり、とにかく優秀な食材! 週に1回は取り入れたいですね。

L―カルニチンで脂肪が燃えまくる!

ラム肉には、体内の脂肪を燃やしてエネルギーに変えてくれるL-カルニチンもたっぷり含まれています。その量は牛肉よりも多く、まさにダイエットミート。加えて、ラム肉の脂は溶けはじめる温度（融点）が高く、体内では溶けづらい性質があります。このため消化吸収されにくく、ヘルシーなのです。

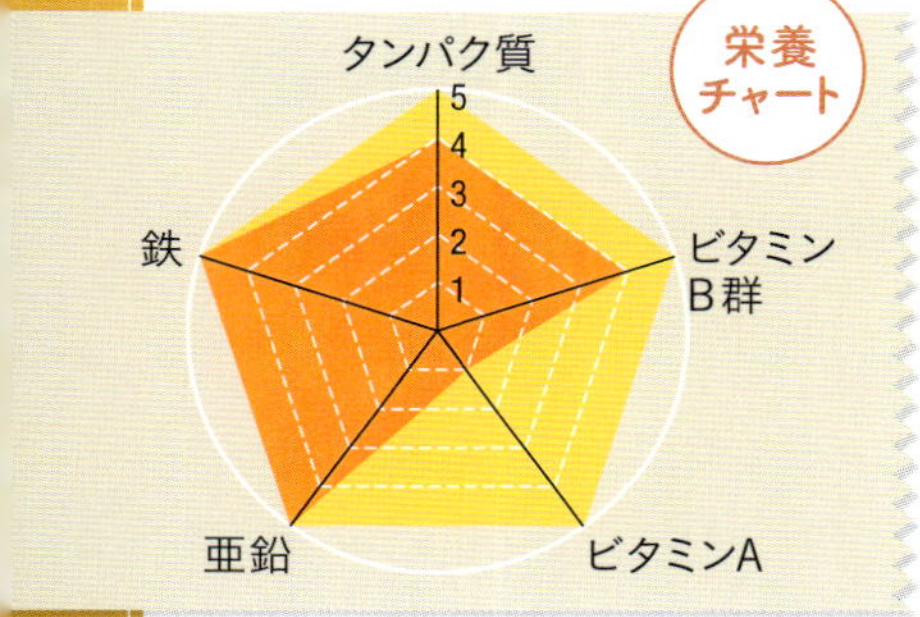

ラム肉は、牛・豚・鶏のなかでもっとも低カロリー!

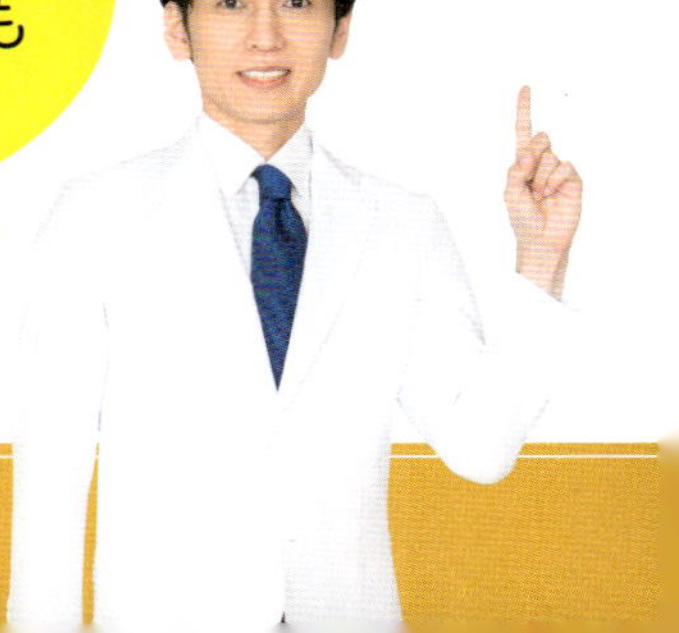

知られざるラム肉の世界へようこそ！

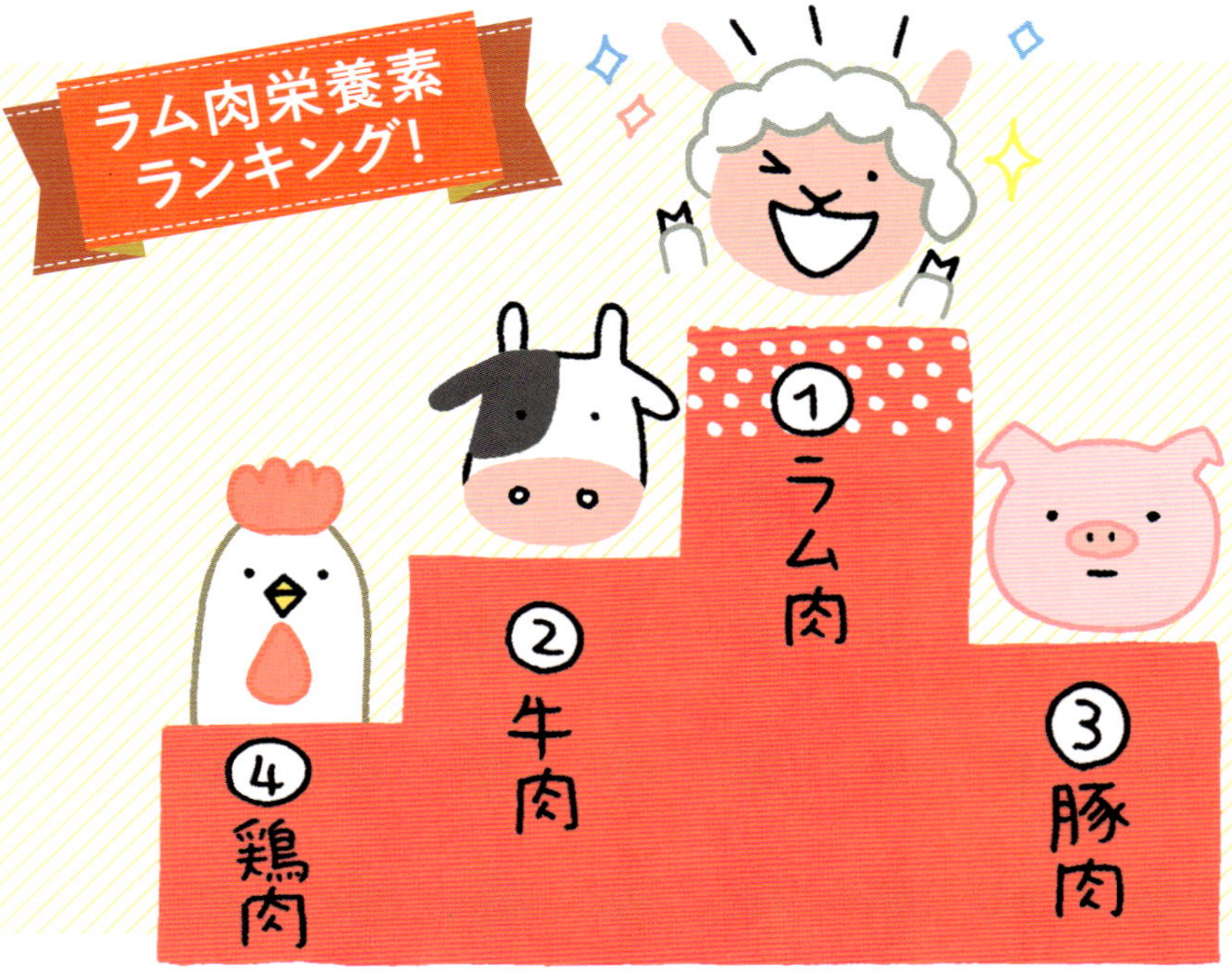
ラム肉栄養素ランキング！
①ラム肉
②牛肉
③豚肉
④鶏肉

▶脂肪を燃やすL-カルニチンはトップ！

体内の脂肪燃焼を促進してくれるL-カルニチンは、牛肉をはじめ、豚肉や鶏肉にも含まれる栄養素です。しかし、ラム肉のL-カルニチン含有量はこれらの肉の中でナンバーワン！　豚肉と比べるとおよそ2倍以上にもなります。さらにL-カルニチンは、中性脂肪やコレステロールを減らす働きがあり、健康維持にも効果を発揮してくれます。L-カルニチンは年齢とともに減少していくため、ラム肉をはじめとした肉から意識的に摂取するようにしましょう。

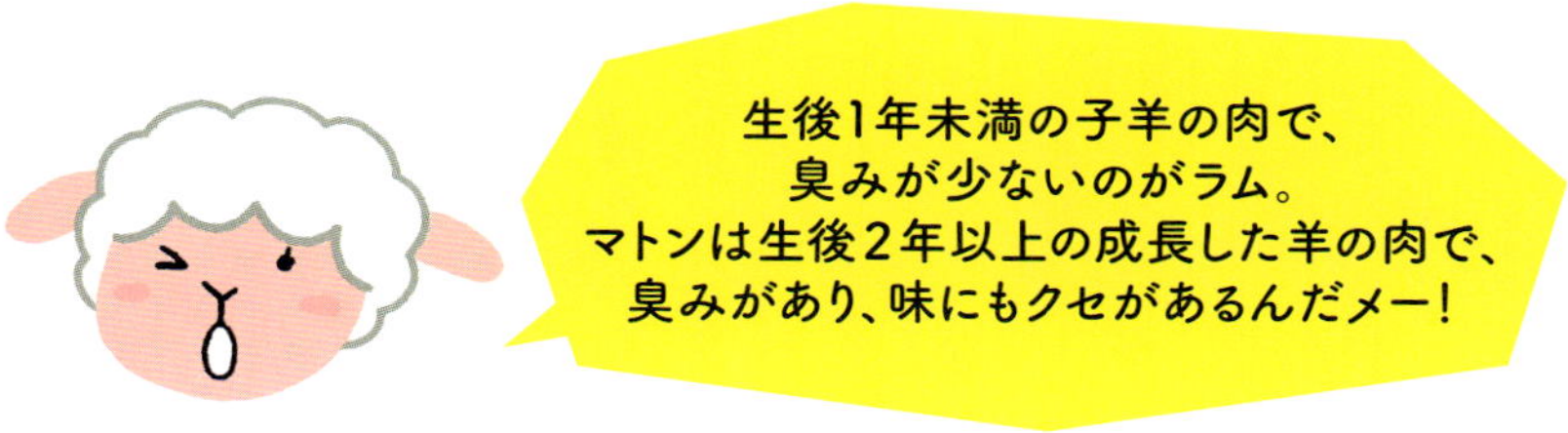
生後1年未満の子羊の肉で、
臭みが少ないのがラム。
マトンは生後2年以上の成長した羊の肉で、
臭みがあり、味にもクセがあるんだメー!

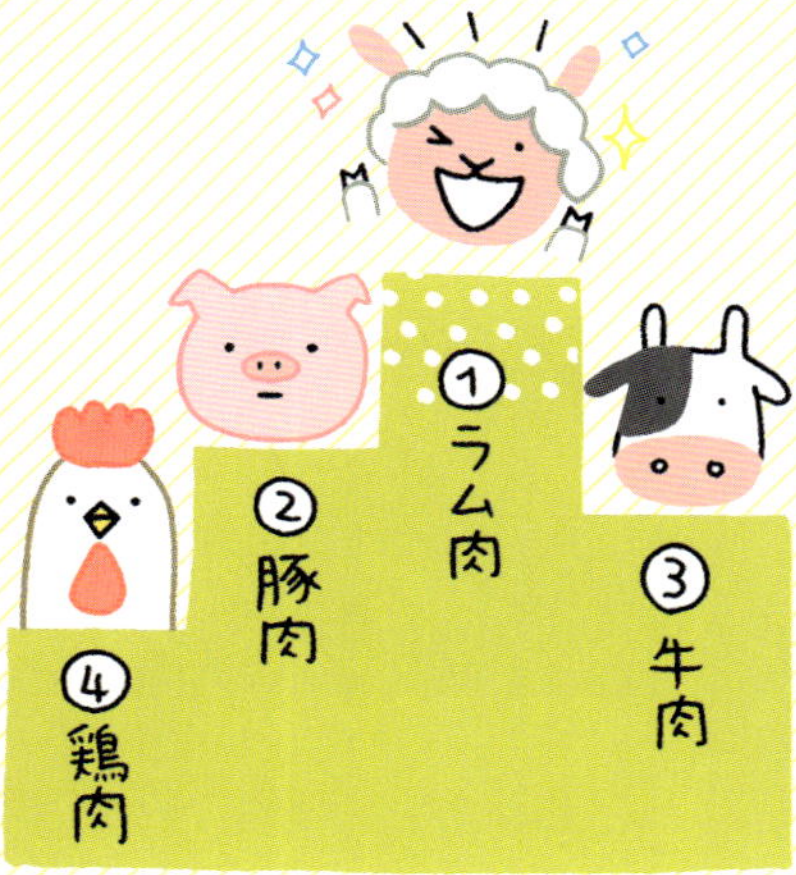

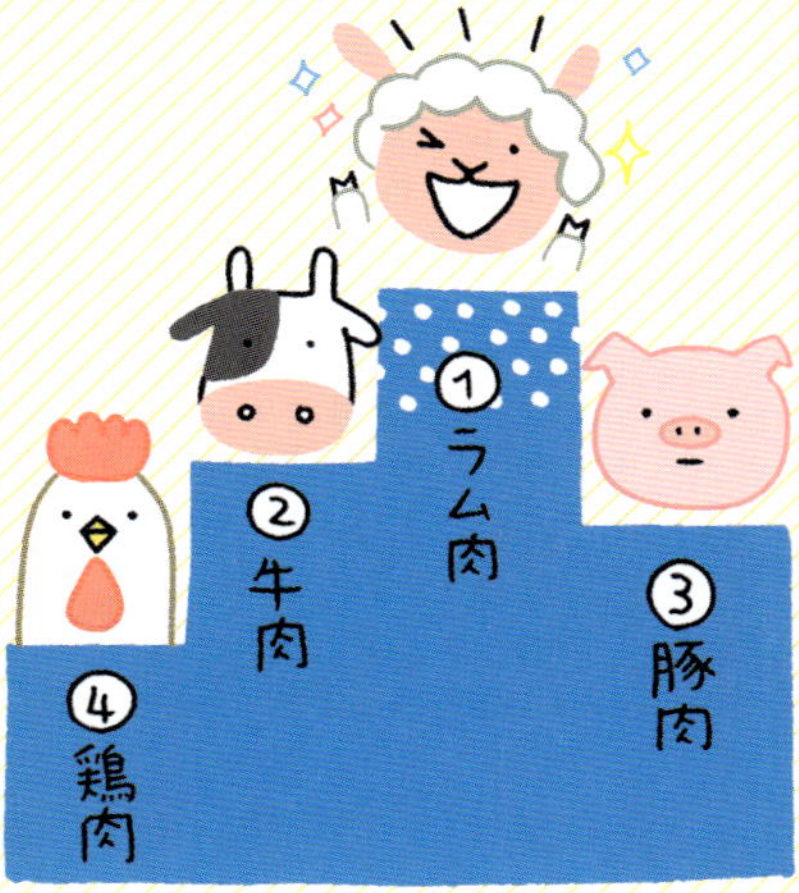

▶ミネラル豊富! 銅もダントツ!

鉄や亜鉛とともに、銅も豊富に含む、ミネラルキングのラム肉。牛肉や豚肉に比べると、2〜3倍ものミネラル含有量を誇ります。なかでも銅は、鉄分の吸収を促す働きがあり、肉に含まれるヘム鉄をよりスムーズに機能させてくれるので、貧血対策には断然ラム肉がおすすめです!

また、銅には免疫力を高める働きや動脈硬化を防ぐ効果があります。

▶鉄と亜鉛も トップはラム肉!

ラム肉には、女性に不足しがちな鉄や亜鉛などのミネラルが豊富に含まれています。その含有量は鉄、亜鉛ともに、肉類の中で1位。ミネラル摂取のために、ぜひ定期的に食べたいお肉です。亜鉛は細胞分裂を促してくれるので、美肌効果も期待できます。ほかにも、貧血解消に有効なビタミンB12や葉酸も同時に摂ることができます。

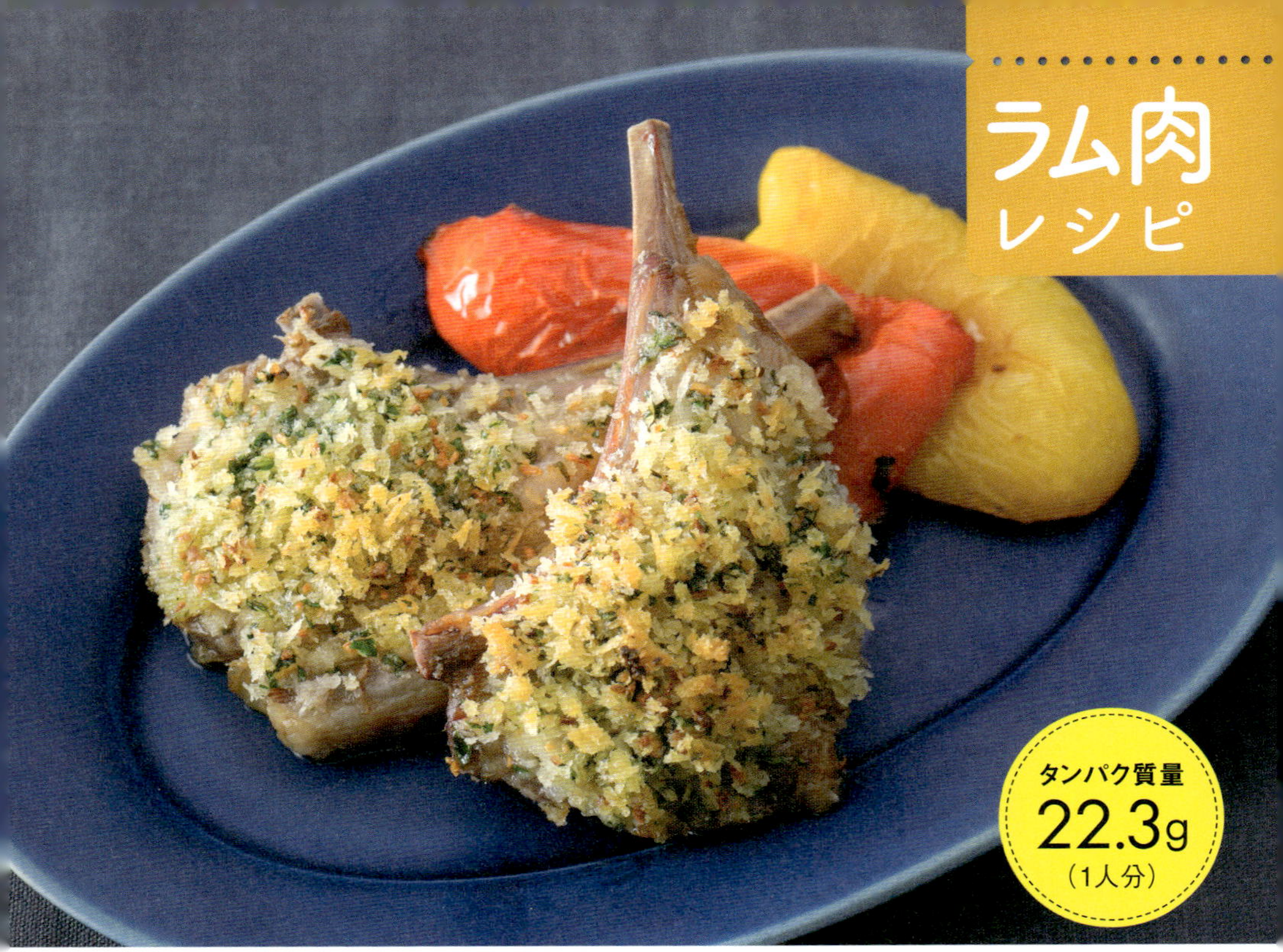

ラムチョップの香草パン粉焼き

材料（2人分）

ラムチョップ…4本
オリーブオイル…大さじ1
パプリカ（黄・赤）…各1／2個

A
- パン粉…大さじ5
- ニンニク（みじん切り）…1かけ分
- イタリアンパセリ（みじん切り）…2〜3枝分
- オリーブオイル…大さじ1

作り方

1 ラムチョップはオリーブオイルを全体にまぶし、15分ほどおく。パプリカは縦半分に切る。オーブンを200度に予熱する。
2 Aをよく混ぜて、ラムチョップの表面に押さえつけるようにしてまぶす。
3 天板にクッキングペーパーを敷いて2とパプリカを並べ、オーブンに入れて15分ほど焼く。

ポイント

ラム肉の独特のにおいは、ニンニクやショウガ、スパイス、ハーブなどを使うと抑えられておいしく食べられます。

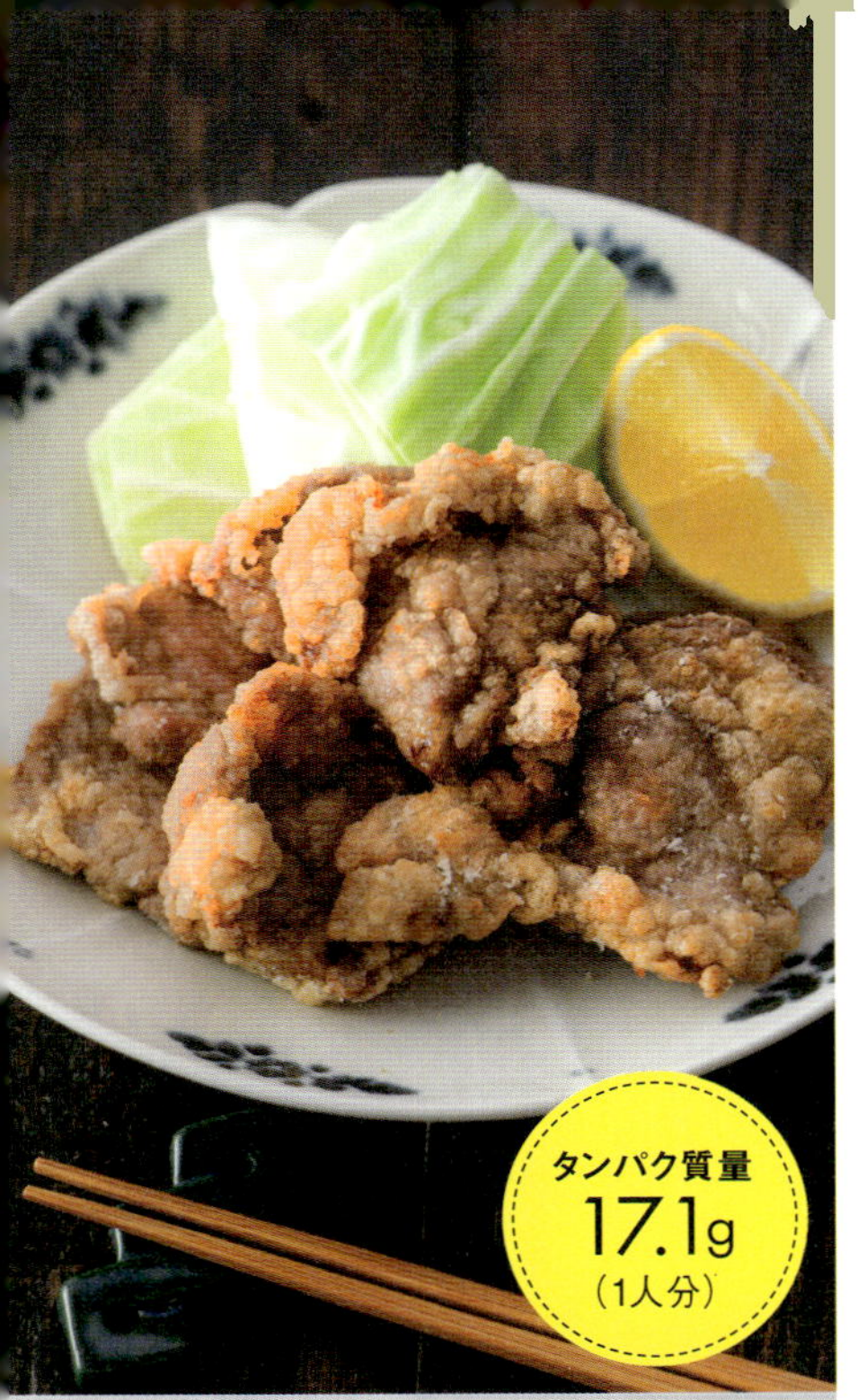
タンパク質量
17.1g
(1人分)

ラムの竜田揚げ

材料(2人分)

ラム肩ロース肉(焼き肉用)…200g
A ニンニク(すりおろし)…1かけ分
　しょう油…小さじ2
　酒…小さじ1
片栗粉…大さじ3
揚げ油…適量
キャベツ(ざく切り)、レモン(くし形切り)
…適量

作り方

1 ラム肉にAを揉みこんで10分ほどおく。水気を軽くふいて全体に片栗粉をまぶす。
2 小さめのフライパンに1cmほど油を注いで熱し、1を色よく揚げる。揚げ物用バットに上げて油をきる。
3 2を器に盛り、キャベツとレモンをそえる。

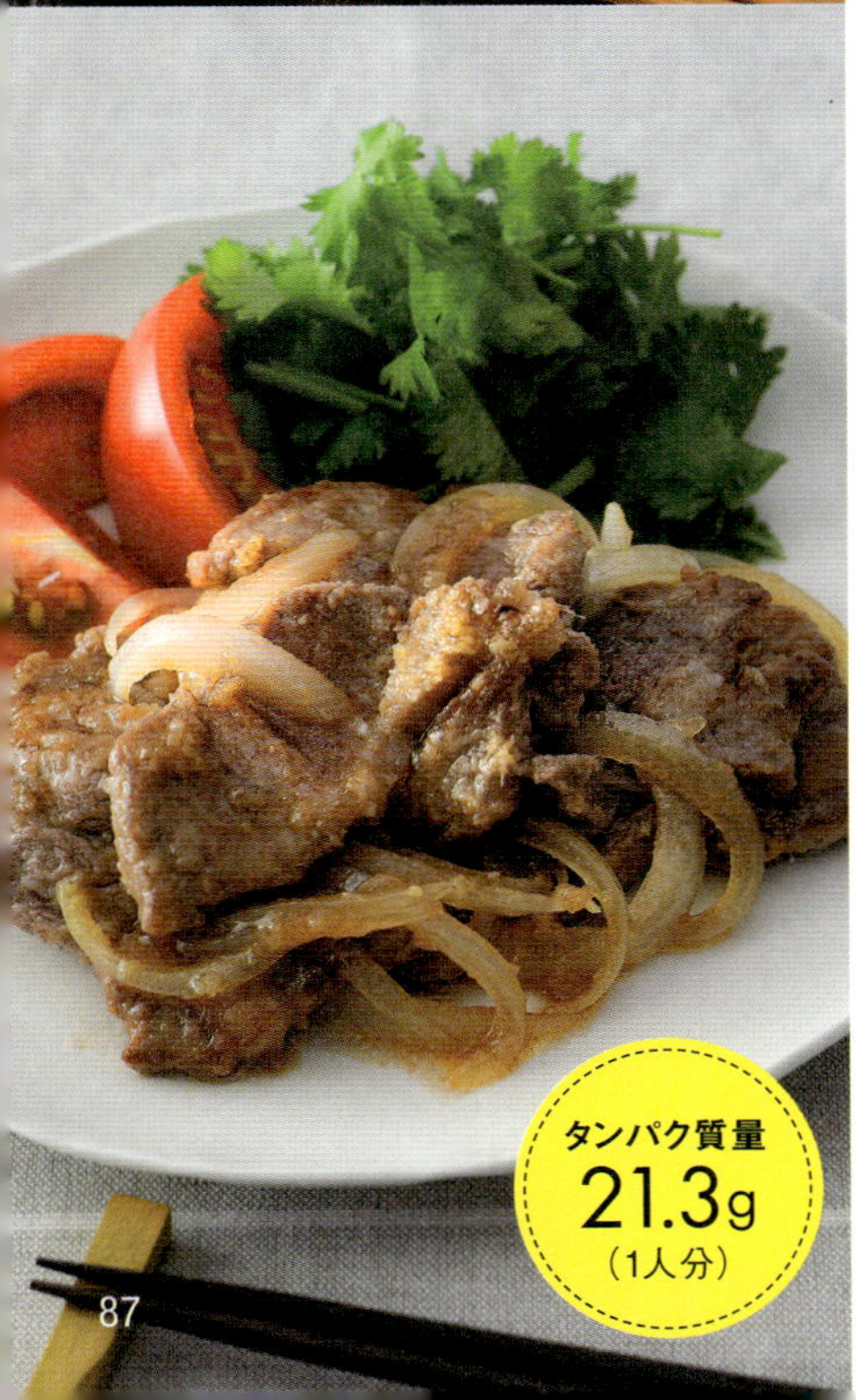
タンパク質量
21.3g
(1人分)

ラムのショウガ焼き

材料(2人分)

ラム肩ロース肉(焼き肉用)…250g
クミン(パウダー)…適量
小麦粉…小さじ1
玉ねぎ…1/2個
オリーブオイル…大さじ1
A ショウガ(すりおろし)…2〜3かけ分
　しょう油、酒、みりん…各大さじ1
パクチー(ざく切り)、トマト(くし形切り)
…適量

作り方

1 ラム肉はクミンをふり、小麦粉をまぶしつける。玉ねぎは薄切りにする。
2 フライパンにオリーブオイルを熱し、ラム肉を入れて炒める。色が変わったら玉ねぎを加えて炒めAを加えてからめるように炒める。
3 2を器に盛り、パクチーとトマトをそえる。

ミートファースト効果あり!

牛乳 MILK

カルシウムも タンパク質も豊富!

貴重なタンパク源を手軽に摂れる牛乳。9種類の必須アミノ酸を一度に摂ることができ、さらに体内への吸収率が高いホエイプロテインや、骨を丈夫にして免疫力を高めてくれるラクトフェリンというタンパク質の一種もたっぷり含まれている、タンパク質の王様ともいえる食品です。さらに、豊富なカルシウムとカルシウムの吸収を助けるカゼインを同時に摂ることもできます。肉が苦手な人でも摂りやすく、調理も不要なので朝食や外食ランチでのタンパク質不足を補うのにも最適です。

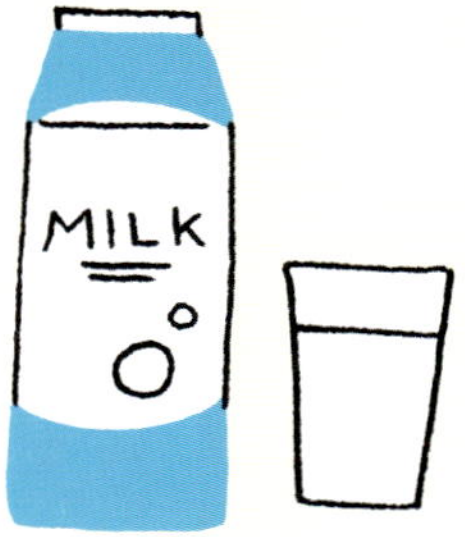

チーズ CHEESE

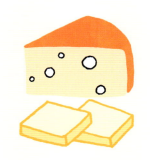

おやつに最高! 糖質ゼロで腹持ちよし!

生乳の水分を絞って作られるチーズ。牛乳と同様にタンパク質やカルシウムが豊富です。生乳を凝縮して作るため、栄養素の量は牛乳の10倍！　高タンパクで腹持ちがいい上、糖質量はゼロなのでダイエッターに最適です。肉と同様にビタミンも豊富で、美容や免疫力を上げるビタミンAやB2をしっかり含んでいます。さらに、がん予防や血圧降下作用もあることで知られる万能食材です。数あるチーズのなかでも加工なしで無添加の、体に優しいナチュラルチーズがおすすめです。

朝食にぴったり！

牛乳・チーズ・卵も

卵 EGG

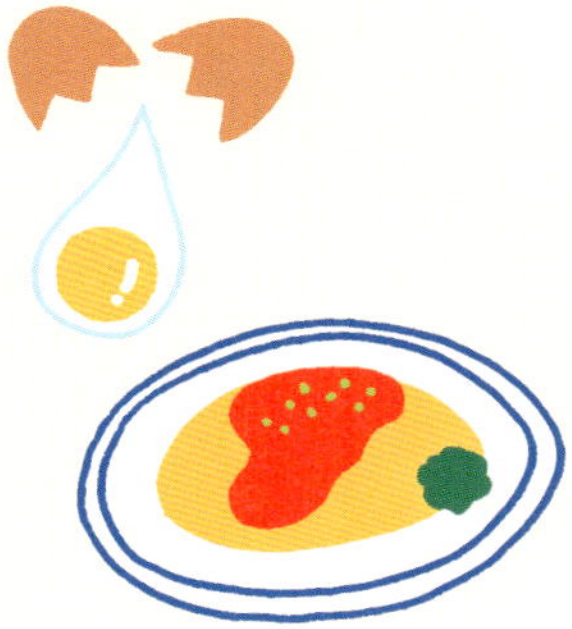

アミノ酸スコア100のスーパーフード！

完全栄養食と呼ばれ、あらゆる食材のなかで栄養価がダントツに高いことで知られる卵。良質なタンパク質がたっぷり含まれており、9種類の必須アミノ酸をすべて含むアミノ酸スコア100の優秀食材です。卵1個（50g）に含まれるタンパク質量は6.2gで、摂取効率が高いことも魅力でしょう。さらにビタミンやカルシウム、鉄、葉酸、カリウムなどの栄養素も豊富。火を通すとより腹持ちがよくなるので、ダイエット中はおすすめ。コレステロールに神経質になる必要はありませんが最新研究の結論では、1日1～2個が目安と言われています。

ミートファーストダイエットでは、肉から良質なタンパク質を摂ることが基本ですが、「朝からお肉を食べるのは重すぎる」、「胸焼けしてどうしても食べられない」という人は、タンパク質を多く含んだ牛乳や卵、チーズなどの食品で代用してみるのもよいでしょう。牛乳やチーズ、卵は調理の時間が省けるので、朝食に加えたり、外食ランチでタンパク質が十分に摂れない日にも補助のタンパク源として活用してみてください。

また、コレステロール値が高めで肉を食べることに抵抗がある人は、悪玉コレステロールを減らして血液をサラサラにしてくれるオメガ3系列の脂肪酸を一緒に摂ることをおすすめします。魚やエゴマ油などに豊富に含まれているので、週1回刺身を献立に加えたり、肉やサラダにエゴマ油をかけるなどして食生活に取り入れるとよいでしょう。

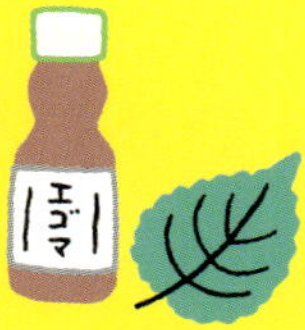

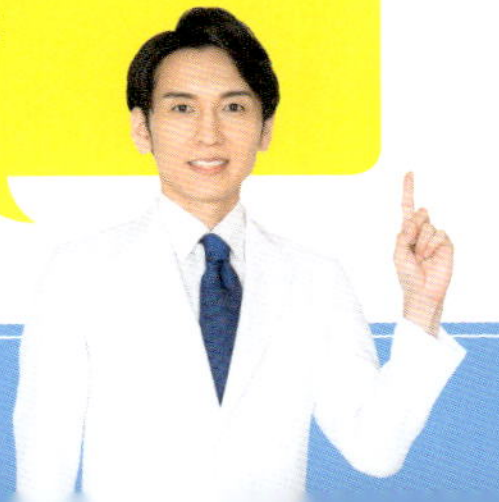

COLUMN

お酒を飲むなら チーズファーストで！

食事の前からお酒を飲みはじめることがありますよね。そんなときは、おつまみとして最初に「チーズ」を食べる「チーズファースト」がおすすめ。チーズのタンパク質を先に摂ることで、ミートファーストと同様にインクレチンが分泌され、血糖値抑制や食欲抑制効果が期待できるのです。

また、発酵食品であるチーズには腸内細菌のバランスを整える効果がある上、チーズに含まれるカルシウムによる自律神経調整の効果もあります。

ちなみに、血糖値の急上昇を防ぐためにお酒はできるだけ糖質の少ない種類を選びましょう。糖質が低いお酒は、焼酎、ウイスキー、ワインなど。焼酎、ウイスキーは糖質含有量がゼロで、チューハイやハイボールはヘルシーなお酒として有名です。ワインは100グラムあたり1.5～2グラムの糖質が含まれていますが、ほかと比べて低糖質なお酒といえます。食前酒のワインとともにチーズファーストを実践すれば、ダイエット効果を期待できるでしょう。

一方、糖質を多く含むのは日本酒やビールです。日本酒は100グラムあたり3.6～4.5グラム、ビールは100グラムあたり3.1～4.6グラムの糖質が含まれています。日本酒やビールを飲みたいときは、チーズを先に食べて、血糖値の急上昇を防ぎましょう。

PART 4

今日から実践！ミートファーストダイエット

ミートファーストダイエットが、
どんな人でも必ずうまくいくルールをお伝えします。
簡単なので今すぐ始められます。

これさえ守れば大丈夫！ミートファーストのルール⑥

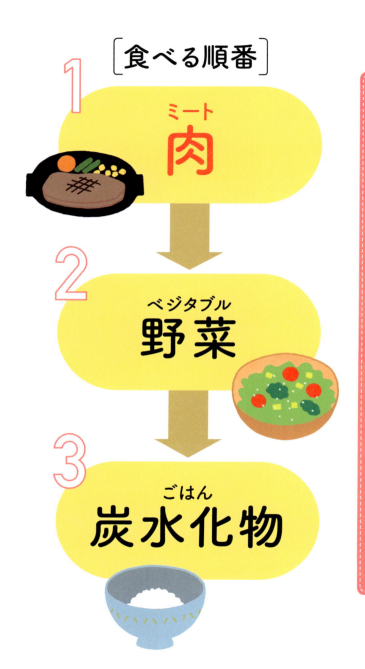

［食べる順番］

1

肉《ミート》

2

野菜《ベジタブル》

3

炭水化物《ごはん》

ルール①

ごはんは必ず最後に食べる「カーボラスト」がお約束！

ルール②

早食いこそおデブの元！「15分」以上かけてゆっくり食べよう

ルール③

朝&昼の肉《ミート》で、夜もぐっすり！脂肪燃焼効果アップ

ルール④

噛んで噛んで噛みまくる！「ひと口30回」で胃もたれ防止

ルール⑤

「腹6分目」が自然と身につくミートファーストダイエット

ルール⑥

「2番目の野菜《ベジセカンド》」があってこそ、最初の肉《ミート》が効果を出す

ルール1

ごはんは必ず最後に食べる「カーボラスト」がお約束！

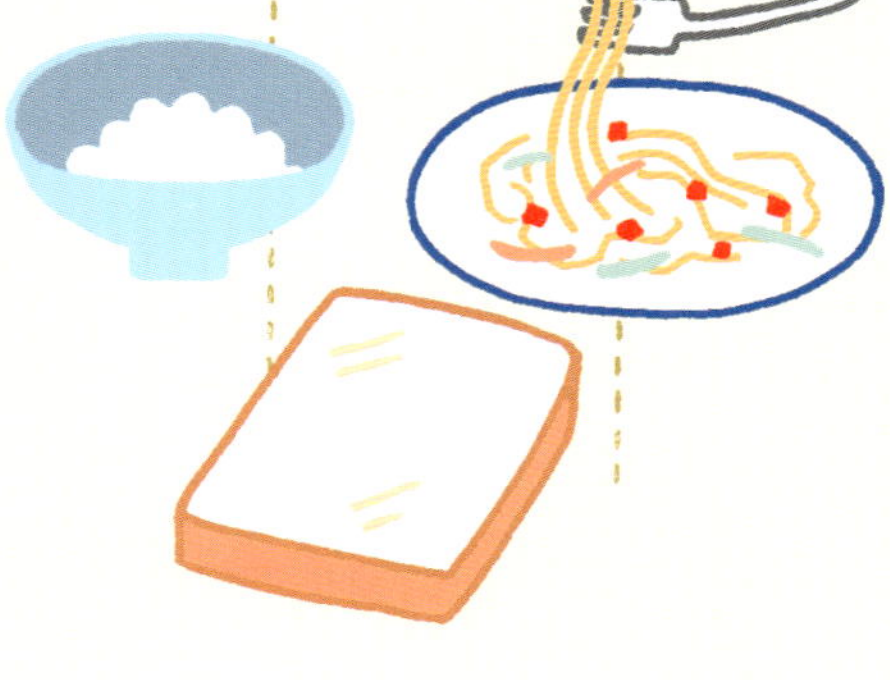

ミートファーストダイエットの基本は、「肉を一番先に食べる」ことですが、もうひとつ大切な食べ順があります。それが、炭水化物（carbohydrate）を最後に食べる「カーボラスト」。つまり、肉→野菜→ごはん（炭水化物）という順番です。

カーボラストは、ダイエットの大敵である血糖値の乱高下を防ぐ食べ方。炭水化物を食事の最後に摂ることで血糖値が上がりにくくなります。すでに多くの研究や企業、病院などでもその効果が証明されている有力な健康&ダイエット法です。

ミートファースト&カーボラストを実践すれば、肉のインクレチン分泌による食欲抑制作用と野菜のかさ増し効果で満腹感が得られ、炭水化物の食べすぎを減らせます。さらに、**インクレチンの血糖抑制効果や食物繊維による糖や脂質の吸収を抑える効果もあるため、炭水化物を摂っても太りにくくなるのです**。

なお、ミートファーストを実践してもごはんやパンを、食事をはじめてから15分以内に食べてしまうと、血糖値の抑制効果は下がってしまうので、注意が必要です。詳しくは次のページでご説明します。

カーボラストは、肉以外の魚や大豆製品といったタンパク質をとる際にも有効な食べ順なので、毎食の習慣にしてみてください。

ルール②

早食いこそおデブの元！「15分」以上かけてゆっくり食べよう

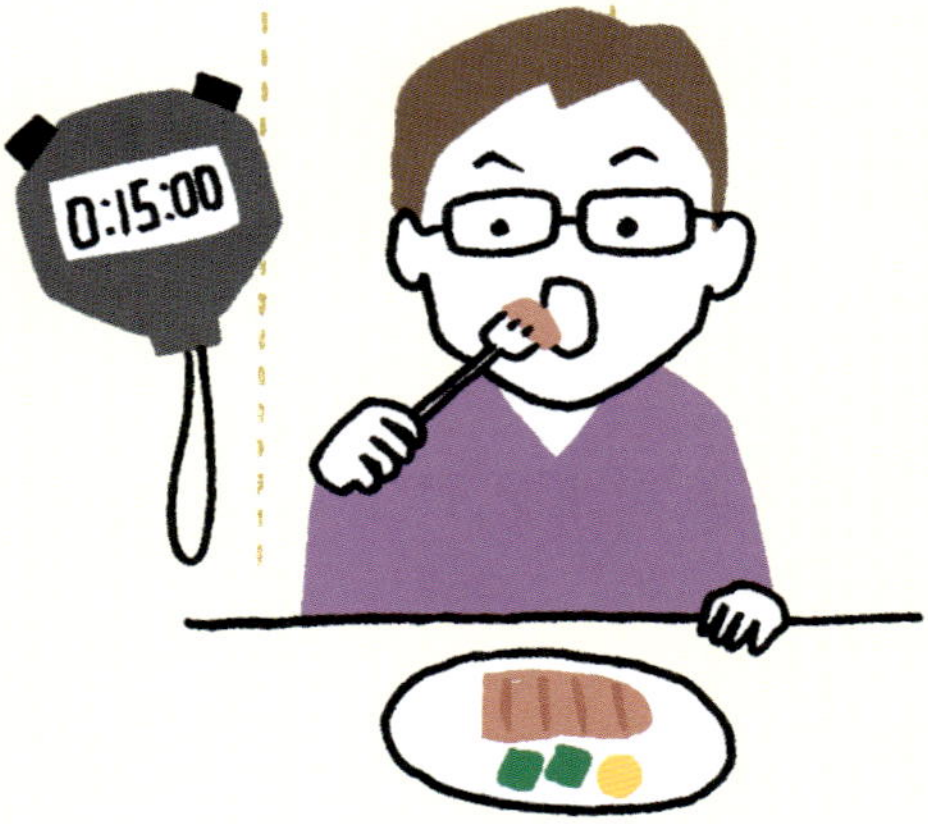

昔から「早食いは太る」と言われますね。いったいなぜなのでしょうか？

実は、早食いをすると満腹中枢の指令が追いつかず、食べすぎを引き起こしてしまうのです。満腹感は、脳の視床下部にある満腹中枢が刺激されて生じますが、この伝達経路には、「咀嚼によるもの」と「血糖値上昇によるもの」の2種類があります。

ところが早食いをすると、咀嚼回数が減ってしまうため満腹中枢に十分な刺激が伝わらず、いくら食べても空腹感がおさまらなくなります。

さらに、血糖値は食べはじめから20分間は上がらないので、早食いすると満腹信号が届く前に食べすぎてしまうのです。その後、食べ物が小腸へ到達すると、今度は血糖値が急上昇して脂肪が体にため込まれやすくなります。

ミートファーストなら、インクレチンの効果で胃腸の動きが遅くなって、血糖値も抑制されるんだから早く食べても大丈夫でしょ？と思った方。実はインクレチンの血糖抑制効果が発揮されるまでに10分程度は必要です。やはり早食いは厳禁！

まずは、肉をゆっくり噛みながら食べ、**血糖値が上がりやすいごはん類（炭水化物）は、食事をスタートしてから少なくとも10～15分後に食べるようにしましょう。**

ルール③

朝&昼の肉《ミート》で、夜もぐっすり！脂肪燃焼効果アップ

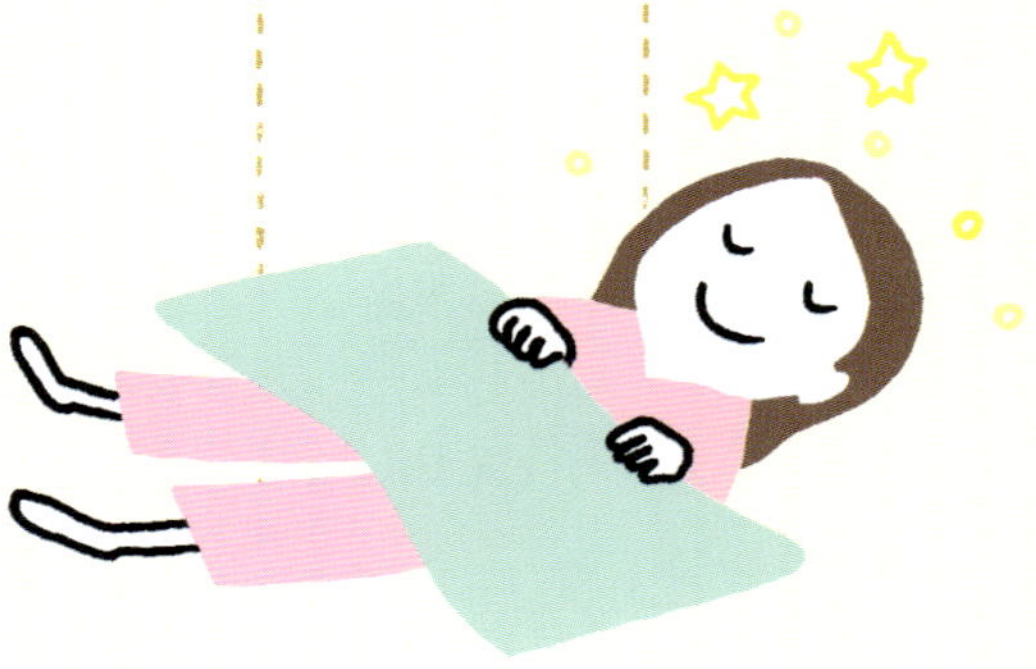

消化吸収に時間のかかる肉は、朝か昼に食べるのが理想的です。これは、夜遅くに肉を食べると、寝ている間も胃腸が働き続けて内臓に負担がかかり、睡眠の質が下がってしまうため。

睡眠の質が悪くなり、成長ホルモンが分泌されるノンレム睡眠（深い睡眠）を十分にとれなくなると、脂肪の燃焼や疲労回復、傷ついた細胞や筋肉、皮膚の修復などがうまく行われなくなります。つまり、ミートファーストのさまざまな効果も台なしになってしまうのです。**もし夜に肉を食べる場合は、就寝3時間前までに、ささみやひき肉などの消化のよい肉を選んで食べるようにしましょう。**

また、早稲田大学理工学術院の研究グループによって、タンパク質やアミノ酸に、体に備わっている体内時計のズレを調整する働きがあることが証明されています。体内時計は睡眠サイクルや血圧・体温調整、ホルモン分泌などに関わるシステムで、毎日ズレが生じているため、朝、太陽の光を浴びることでも調節されるようになっています。ところが、この調整がうまくいかずにズレを放置すると、体の機能に不調が生じてしまうのです。朝や昼に肉を食べ、肉に含まれるタンパク質やアミノ酸で体内時計のズレを調整することで、不調を防いでいきましょう。

ルール④

噛んで噛んで噛みまくる！「ひと口30回」で胃もたれ防止

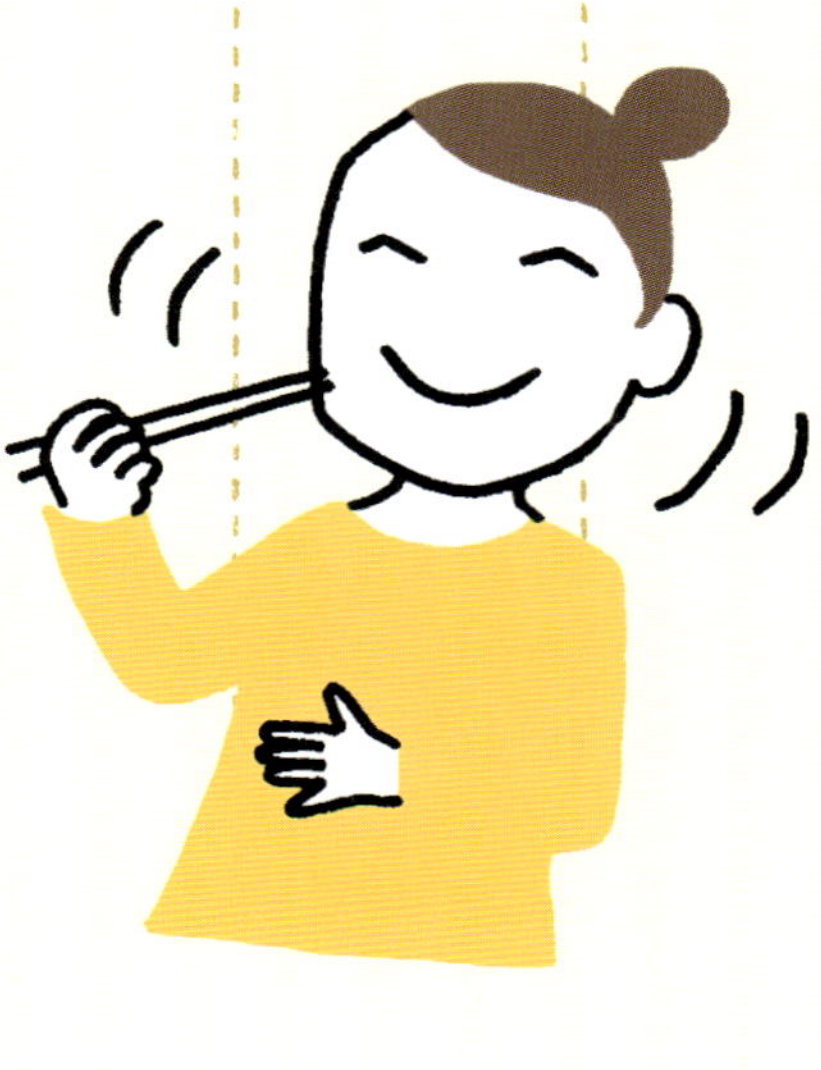

肉を食べると胃もたれが気になる、という人は噛む回数を増やしてみてください。肉は消化に時間がかかるため、よく噛まずに飲み込むと消化不良になって胃腸に負担がかかり、胃もたれを引き起こします。

しっかり噛むことで胃腸の負担が軽減されるほか、強力な消化酵素を持つ唾液がたくさん分泌されて消化を助けてくれるのです。

唾液には、胃もたれや胸焼け解消、でんぷんの分解作用のある消化酵素のアミラーゼに加え、胸焼けの原因となる脂質を早く分解する消化酵素のリパーゼも含まれており、ダブルで胃もたれを軽減します。アミラーゼは、胃腸薬にも使われるほど効き目の高い成分です。

ほかにも唾液には、虫歯や歯周病予防、がんや老化予防などの効果があり、噛むこと自体にもストレス解消効果があるといわれています。さらに噛むことで交感神経が刺激され、脂肪の燃焼に働きかけるノルアドレナリンが活発になるという効果も。

噛む回数の目安は、ひと口30回。少し噛む回数を増やすだけで、これだけの効果が得られるのですから、やらないのは損です。

ダイエット促進や健康のために、よく噛んで食べる習慣を身につけましょう！

ルール5

「腹6分目」が自然と身につくミートファーストダイエット

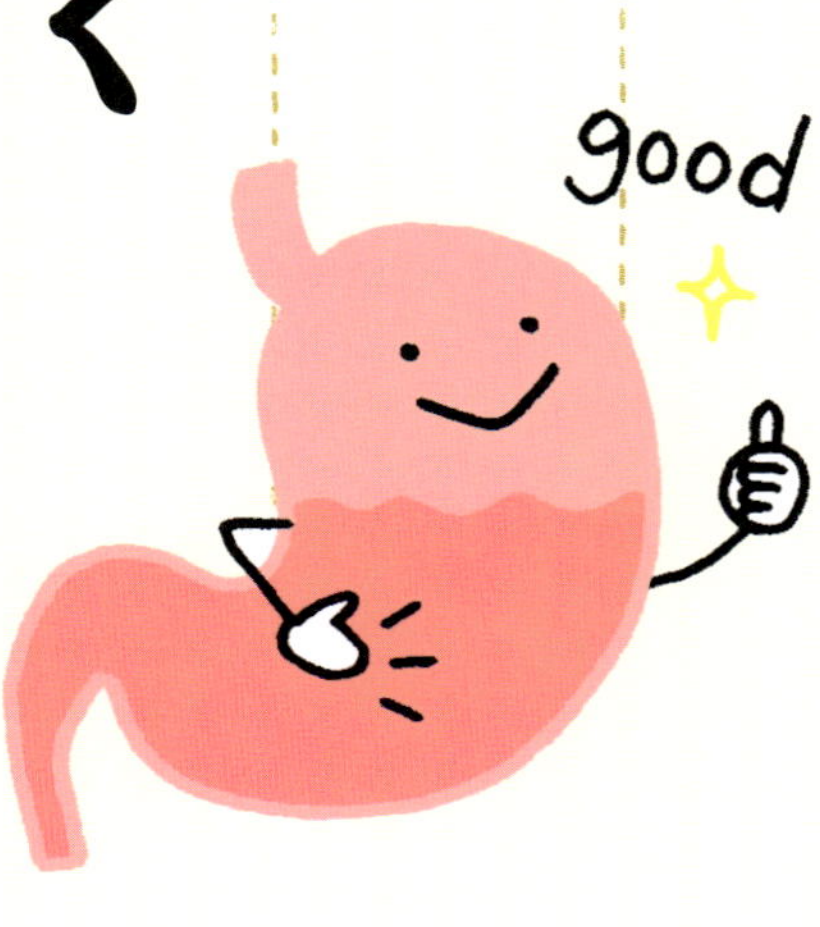

「腹8分目に医者いらず」という言葉があります。

これは昔からの言い伝えですが、実際に大学の研究でも、食事量を80％に制限したマウスは１００％の食事を摂っていたマウスより1.6倍長生きすることがわかっています。**理由は、カロリー制限を行うと細胞の老化を遅らせることができるため。**つまり、腹8分目にとどめておくことで、細胞の機能不全によって引き起こされるがんや動脈硬化、高血圧や脳卒中、心筋梗塞のほか、糖尿病などの生活習慣病までも予防できることが証明されているのです。

とはいえ空腹をガマンするのはつらいもの。満腹感を得るまで食べたい！　と思うのが、生き物の性ですよね。

ミートファーストダイエットなら、肉によるインクレチン分泌の効果で、少量の食事でも簡単に満腹感を得ることができます。つまり、腹８分目ならぬ、腹６分目ほどで食事を終わらせることが可能なのです。

こうした食習慣を続けていくことで自然と腹6分目に体が慣れ、少なめの食事でも空腹感に悩むことはなくなります。すると血糖値の乱高下も起こらなくなり、自動的にやせ体質を手に入れることができるようになるのです。

ルール6

「2番目の野菜《ベジセカンド》」が
あってこそ、最初の
肉《ミート》が効果を出す

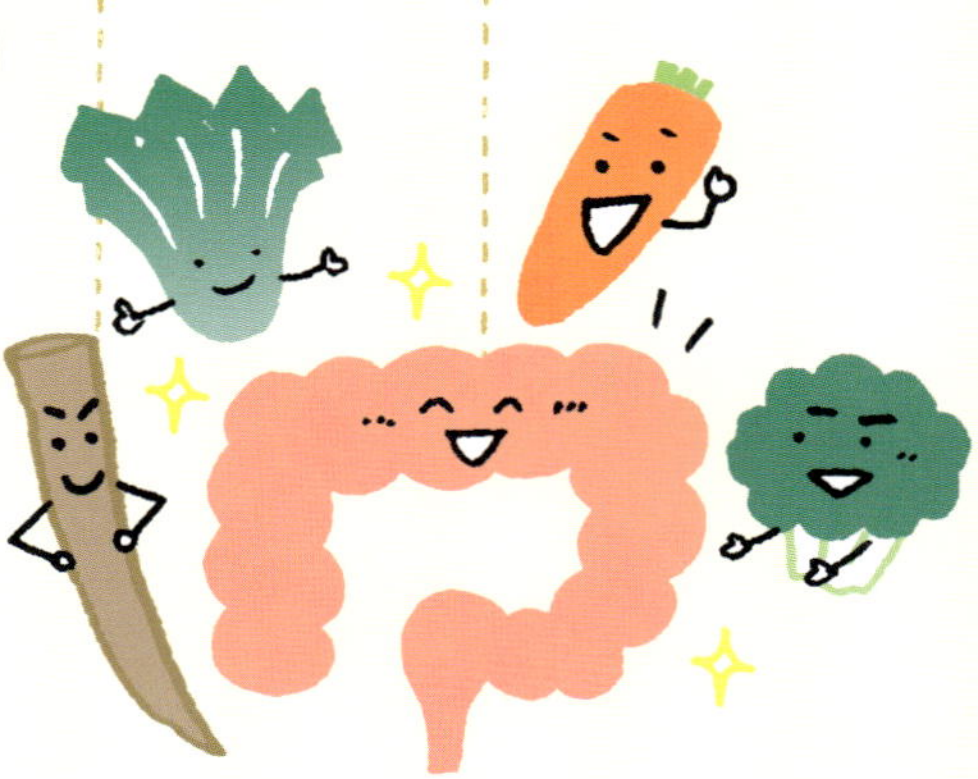

本書では、食事の際に肉を最初に食べる「ミートファースト」の効果をさまざまな角度から紹介してきました。

肉は非常に栄養価の高いスーパーフードであり、健康に欠かせない食材です。しかし、だからといって肉だけを食べていればいいということではありません。あくまで肉→野菜→ごはん（炭水化物）の順に食べることが重要なのです。

特に、2番目に食べる「野菜」がカギとなります。なぜなら、肉のあとに、食物繊維が豊富な野菜を食べることによって腸内環境が整うからです。食べ順の2番目の野菜を摂らず、肉ばかりを食べていたら、腸内の悪玉菌が増加してしまいます。**野菜によって腸内環境を正常に保つことで、肉の栄養分の消化・吸収がスムーズに働くようになり、ミートファーストの効果が十分に発揮されるのです。**

ちなみに腸内環境が悪化すると、ミートファースト効果が見込めないどころか、免疫力の低下や肥満、生活習慣病リスクの増加、うつなどさまざまな悪影響が生じてしまうのです。ミートファーストダイエットでは、「2番目の野菜《ベジセカンド》」を積極的に摂りましょう。

まずは
1週間!

ミートファーストダイエットをやってみました！

1

パンとパスタが大好きな A・Sさん（32歳・女性・主婦）

バラバラに
食べられるメニューに
変えなくっちゃ…

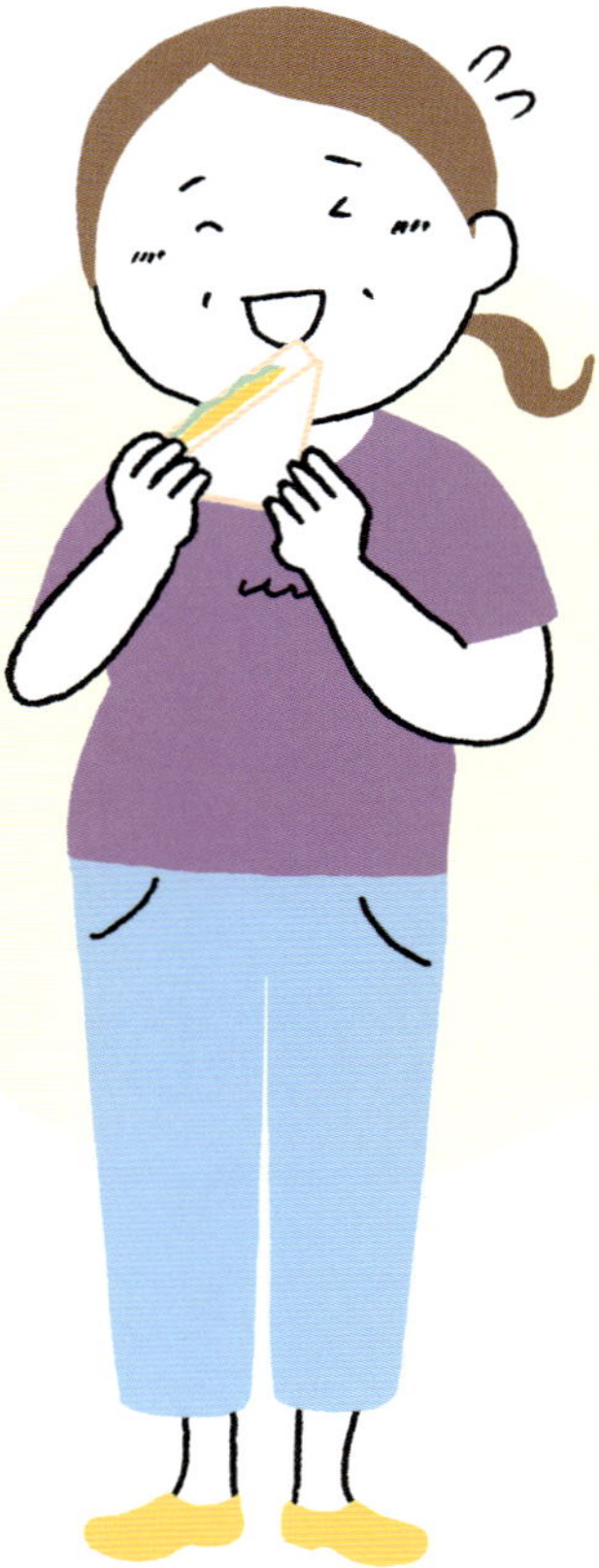

サンドイッチもパスタも
食べ順できないわ～

	Before	After
身長	157.4cm	157.4cm
体重	57kg	55.6kg
体脂肪率	31.7%	28.5%

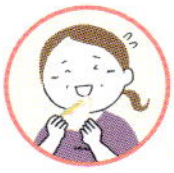

ミートファースト7DAYSメニュー

	朝	昼	夜	おやつ
DAY 1	牛乳　目玉焼き きゅうりと レタスのサラダ 小盛りのごはん	牛乳　豚汁 無糖ヨーグルト 小盛りのごはん	お茶　チキンソテー ほうれん草のおひたし ワカメスープ 小盛りのごはん	スティック チーズ 2本
DAY 2	牛乳 チーズオムレツ ブロッコリーサラダ 全粒粉ベーグル	牛乳　チキンソテー （昨夜の残り） ゆで卵 玄米おむすび	お茶　肉豆腐 キャベツとトマトの サラダ　チーズ 小盛りのごはん	無糖 ヨーグルト
DAY 3	牛乳 目玉焼き キウイ 玄米おむすび	お茶 肉豆腐（昨夜の残り） 雑穀ごはん	お茶 ゆで鶏のねぎソースがけ ブロッコリーのサラダ 雑穀ごはん	ゆで卵 1コ
DAY 4	牛乳 プレーンオムレツ ミニトマト 無糖ヨーグルト	お茶 サラダチキン 雑穀ごはん	お茶 ラムチョップのグリル ほうれん草炒め 雑穀ごはん	ゆで卵1コ
DAY 5	牛乳 目玉焼き 玄米ごはん ヨーグルト	お茶 ローストビーフ丼 カイワレのサラダ ねぎのお味噌汁	お茶　ポトフ チーズ　トマトとミョ ウガのサラダ 小盛りのごはん	ゆで卵1コ
DAY 6	牛乳 スクランブルエッグ 玉ねぎサラダ 玄米おにぎり	ココア ポトフ（昨夜の残り） 全粒粉ベーグル	赤ワイン ビーフシチュー ミニトマトと ブロッコリーのサラダ	スティック チーズ 2本
DAY 7	牛乳 卵焼き 低糖質パン	お茶　ビーフシチュー （昨夜の残り） 小盛りのごはん アボカドのサラダ	ハイボール 焼肉 サンチュ 小松菜のナムル	無糖 ヨーグルト

A・Sさんの Good Point!

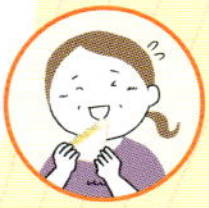

1 家でのランチには前夜の肉料理を活用！

家でランチをとる際は手軽に作れるサンドイッチやパスタや焼きそばなどにかたよりがちですが、どれも炭水化物のかたまりなのでNG！ 前日の夕食の肉料理を多めに作っておく、余った分を残しておくなどして、翌日のランチにもしっかり肉を食べましょう。付け合わせの野菜を2番目に食べるのもお忘れなく。

2 ローストビーフは低カロリーで満足感高い！

5日目に友人とのランチを楽しんだAさん。いつものパスタランチでなく、肉を意識したランチを選んでいるところがいいですね。特にローストビーフは赤身がメインで低カロリー&高タンパク。ミートファーストダイエットの強い味方です！ 味わいも濃厚で、腹持ちがいいので間食もなくせます。

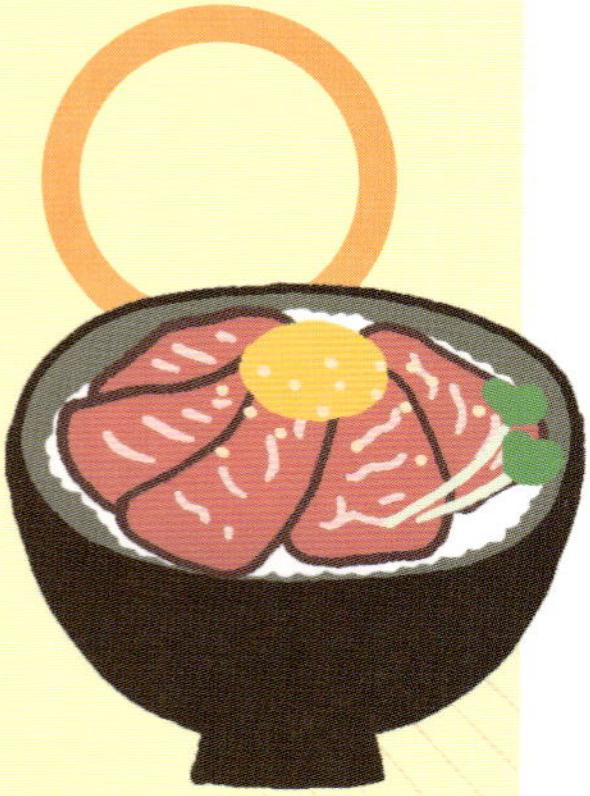

A・Sさんの

Bad Point!

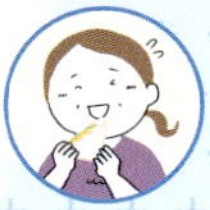

1 市販のビーフシチューは肉料理でなく、糖質のかたまり

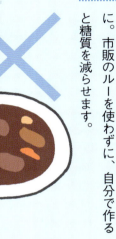

市販のルーでビーフシチューを作ったAさんですが、これはNG。同じ煮込みでもポトフは糖質が少ないのですが市販のルーには糖質がたっぷり含まれています。牛肉を先に食べてもルーに含まれる糖質のせいで血糖値が急上昇することに。市販のルーを使わずに、自分で作ると糖質を減らせます。

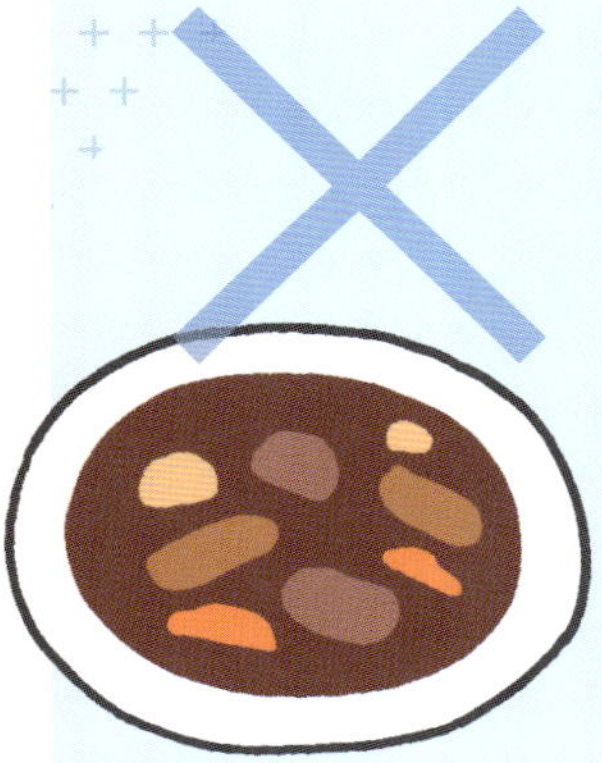

2 肉を夜遅くに食べると消化不良でダイエット効果ダウン

7日目の夜は急な残業で帰宅が遅くなった夫とのおうち焼肉ディナー。焼肉はミートファーストでもおすすめメニューなのですが、食べる時間帯に注意が必要です。114ページでもお伝えしますが、夜遅くに食べると消化不良で内臓に負担がかかり、睡眠の質が低下。脂肪燃焼効果も下がってしまうのです。

2 仕事が忙しくてついラーメンとカレーライスばかり食べてしまう

K・Nさん（47歳・男性・会社員）

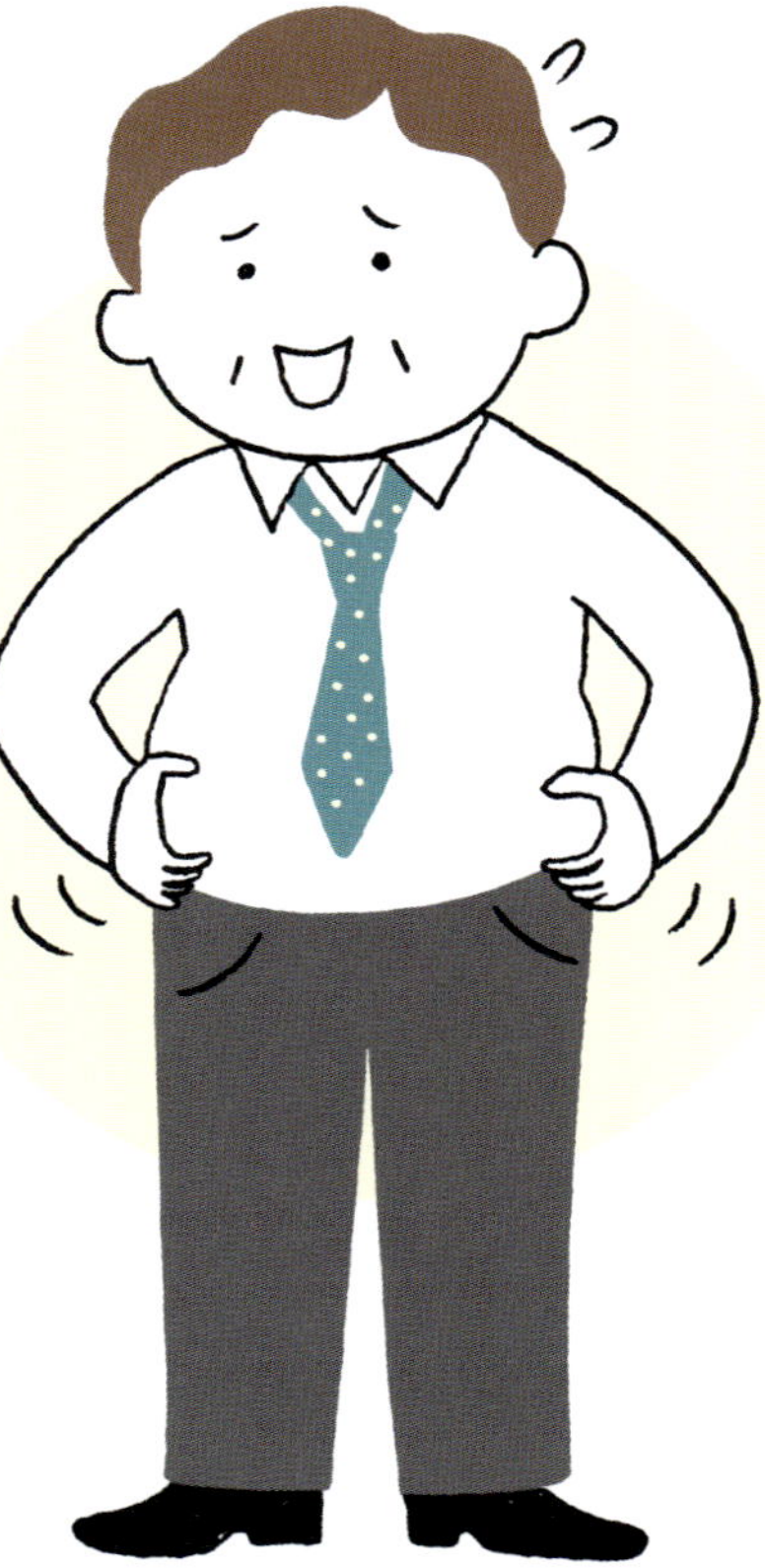
外食中心でも肉食生活ならいけるかも!?
ラーメンやめてトンカツ定食に変えればいいんだよね？

Before	
身長	171.5cm
体重	82kg
体脂肪率	30.5%

After	
身長	171.5cm
体重	79.5kg
体脂肪率	28.6%

ミートファースト7DAYSメニュー

	朝	昼	夜	おやつ
DAY 1	牛乳 目玉焼き 小盛りのごはん	お茶　ロースト ビーフ定食 根菜のお味噌汁	お茶　ハンバーグ 大根と玉ねぎの サラダ 小盛りのごはん	無糖 ヨーグルト
DAY 2	牛乳 プレーンオムレツ チーズ 全粒粉パン	お茶　焼肉定食 ほうれん草のナムル ワカメスープ	お茶　しょうが焼き キャベツサラダ　チーズ なすのお味噌汁 小盛りのごはん	ゆで卵1コ 無糖 ヨーグルト
DAY 3	牛乳 チーズオムレツ 小盛りのごはん	お茶 トンカツ定食	お茶　野菜炒め サイコロステーキ コンソメスープ 小盛りのごはん	無糖 ヨーグルト
DAY 4	牛乳 サラダチキン 低糖質パン	お茶 弁当（肉野菜炒め・ 雑穀ごはん） ヨーグルト	ウーロンハイ2杯 ジンギスカン	ゆで卵1コ
DAY 5	牛乳	お茶 牛丼	お茶 焼き鳥定食 チーズ	無糖 ヨーグルト
DAY 6	牛乳 ウィンナー 目玉焼き	牛乳 サラダチキン 全粒粉ベーグル	レモンサワー 竜田揚げ　ほうれん 草のおひたし 玄米ごはん	6pチーズ 2コ
DAY 7	お茶　卵焼き 玄米ごはんの お茶漬け	お茶 ハンバーグランチ トマトと アボカドのサラダ	ハイボール　手羽元の 煮込み　レタスのサラダ 小松菜のお味噌汁 玄米ごはん	ゆで卵1コ

K・Nさんの

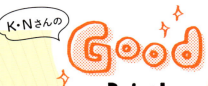

Good Point!

1 朝食には卵や牛乳でタンパク質を摂るのがオススメ！

朝食は食パンや菓子パンですませることが多かったKさん。この1週間は、朝食で動物性タンパク質を摂ることを心がけました。ミートファースト効果の高い卵や牛乳、チーズ、無糖ヨーグルトは手軽なので朝食やおやつにおすすめ。寝坊した朝は牛乳1杯でもOKです。朝から肉を食べたくない人にもピッタリです。

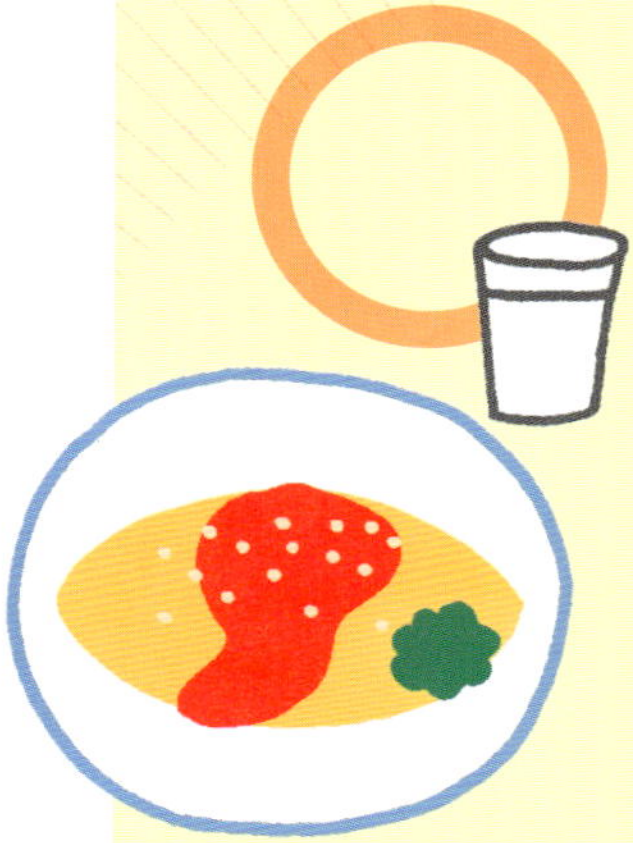

2 ダイエットにはラム肉。飲み会ならジンギスカンが正解！

ダイエットの敵となる飲み会も、店や料理の選び方次第では味方に。最強ダイエットミートのラム肉を食べられるジンギスカンがおすすめです。糖質の多いビールや日本酒は血糖値が上がり、せっかくのミートファースト効果が失われてしまうので避けて。ハイボールやレモンサワーなど焼酎がいいですね。

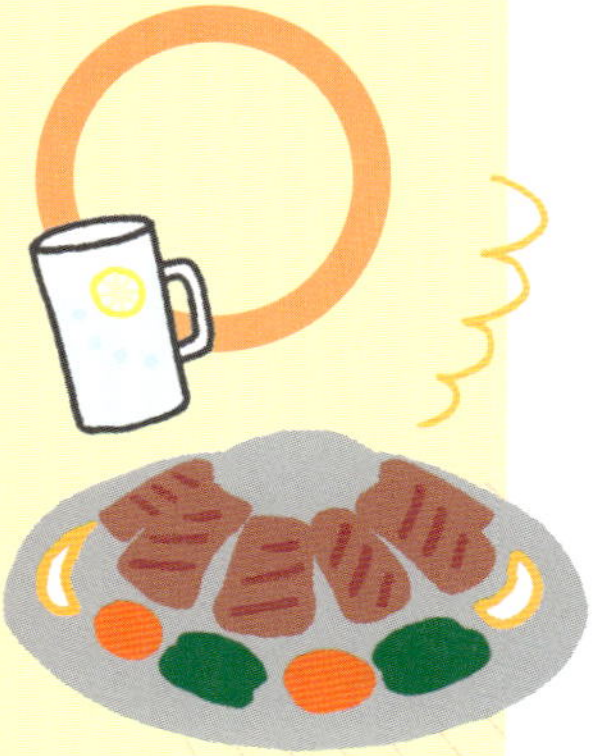

K・Nさんの

Bad Point!

1 肉といってもトンカツや天ぷらには気をつけて!

4日めのランチにトンカツ定食を食べたKさん。肉を重視したチョイスはすばらしいのですが、トンカツは衣に使われている小麦粉がたっぷり。肉を最初に食べたつもりが炭水化物を先に摂ることになり、ミートファースト効果が半減してしまいます。同じくフライや天ぷらも避けましょう。

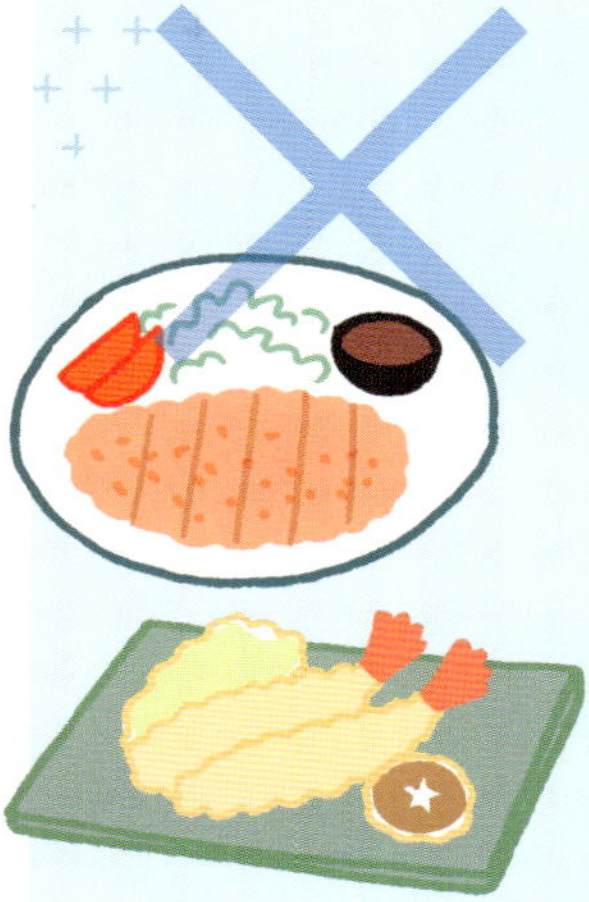

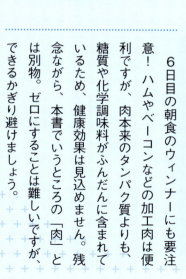

2 ハムやウィンナーなど加工肉は便利だけど避けましょう!

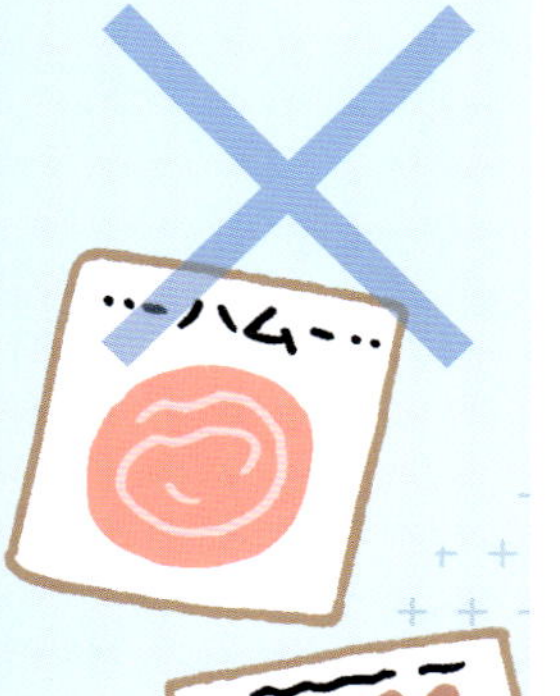

6日目の朝食のウィンナーにも要注意! ハムやベーコンなどの加工肉は便利ですが、肉本来のタンパク質よりも、糖質や化学調味料がふんだんに含まれているため、健康効果は見込めません。残念ながら、本書でいうところの「肉」とは別物。ゼロにすることは難しいですが、できるかぎり避けましょう。

COLUMN

ミートファーストで気をつけるべきこと

ミートファーストダイエットを行うにあたって、注意点がいくつかあります。まず、夜遅くに食事をする場合、できれば肉を食べるのは避けたほうがよいということです。すでにお伝えしたとおり、消化吸収に時間がかかるため、寝る前に肉を食べると睡眠の質を下げ、睡眠中の脂肪燃焼がさまたげられる原因になります。ダイエットに悪影響となるだけでなく、健康を害する原因にもなってしまうのです。夜に肉を食べる際は就寝3時間前までに食べ終わるようにしましょう。

また、胃薬はできるだけ飲まないようにしてください。胃薬は胃腸の働きを活発にするため食欲増進につながります。ミートファーストのインクレチン効果でせっかく胃腸の動きをゆるやかにして食欲を抑制しても、胃薬によってすべて水の泡となってしまうのです。肉による胃もたれが気になる場合は、毎食ごとにしっかり噛むことを心がけてください。パワフルな消化酵素が含まれた唾液の力を活用しましょう！

最後に、ミートファースト実践中は水分補給をしっかり行ってください。水分が不足すると、肉の脂質によって血液の粘性が高まる場合があるためです。肉の摂取目安を守っていれば問題ありませんが、日頃からこまめに水分を摂りましょう！

PART 5

ミートファースト ダイエットが うまくいく裏ワザ、 教えます

ミートファーストダイエットは
コツコツ続けることが最大のポイントです。
毎日のダイエットライフで、手軽に取り入れやすい
コツやレシピをたっぷりお伝えします。

これぞ栄養満点レシピ！

究極のハンバーグの裏ワザ

肉には、必須アミノ酸がバランスよくそろった良質なタンパク質のほか、ビタミン、ミネラル、脂質などたくさんの栄養素が含まれているのはお伝えしたとおりです。

しかし、ビタミンやミネラルなどの栄養素は熱などで細胞が壊れやすく、**調理方法次第ではバランスが崩れて健康効果が半減してしまう場合があります。**

そこで肉に含まれる栄養素を最大限に活かして、余すところなくすべて役立てられる究極の栄養満点レシピをご紹介します。

おすすめは、家庭料理の定番ハンバーグ。消化吸収がよく胃腸に優しいひき肉を使うので、ミートファーストダイエットにもぴったりのレシピです。

材料となるひき肉は、牛と豚の両方の栄養素を同時に取り入れられる、牛豚合びき肉を使いましょう。

豚肉に含まれる疲労回復効果の高いビタミンB1は、ハンバーグの定番材料である玉ねぎに含まれるアリシンという成分と一緒に食べると、吸収率が10倍になるといわれています。

アリシン自体にも、血流改善や血糖値を抑える成分が含まれているので、ぜひ一緒に取り入れたい成分です。ただしアリシンは熱に弱いため、くれぐれも玉ねぎは炒めないように。生のままみじん切りにしてひき肉と混ぜてください。

アリシンだけでなく牛や豚に含まれるビタミン、ミネラル、アミノ酸なども熱に弱いため、加熱の際も弱火で蒸し焼きにしましょう。

フライパンで弱火で焼き、下半分が白くなったら裏返して弱火のまま10分間火を通しましょう。食中毒を防ぐためにしっかり中まで加熱してください。

低温調理でじっくり肉に火を通すことで、栄養価もキープしながら肉汁を閉じ込めることができ、一石二鳥です。

ハンバーグにかけるソースについても、次のページでダイエットに最適なレシピを紹介します。

てりやきソースとトマトチーズソース、食べるならどっち？

ミートファーストダイエットでおすすめのハンバーグですが、実はつけ合わせのソースが落とし穴になることがあります。ソースの材料や味付けに糖質がたっぷり含まれていると、血糖値を抑える効果が台なしとなってしまうのです。

甘辛さが人気のてりやきソースですが、砂糖を使っているため、ソース30gあたり22・5gもの糖質が含まれています。また、さっぱり系の大根おろしソースでも30gあたり6・6g、オニオンソースは30gあたり7・8gの糖質が含まれているのです。

そこでおすすめなのが、糖質をほとんど含まないイタリアンソース！　チーズとトマト水煮缶、バジルを使って濃厚な味わいを作り出し、砂糖と塩はほんの少々入れるだけ。

栄養分を最大限に生かしつつ、チーズのコクとトマトの酸味が効いた糖質少なめヘルシーハンバーグの完成です。満足感も高いので、ぜひ試してみてください。

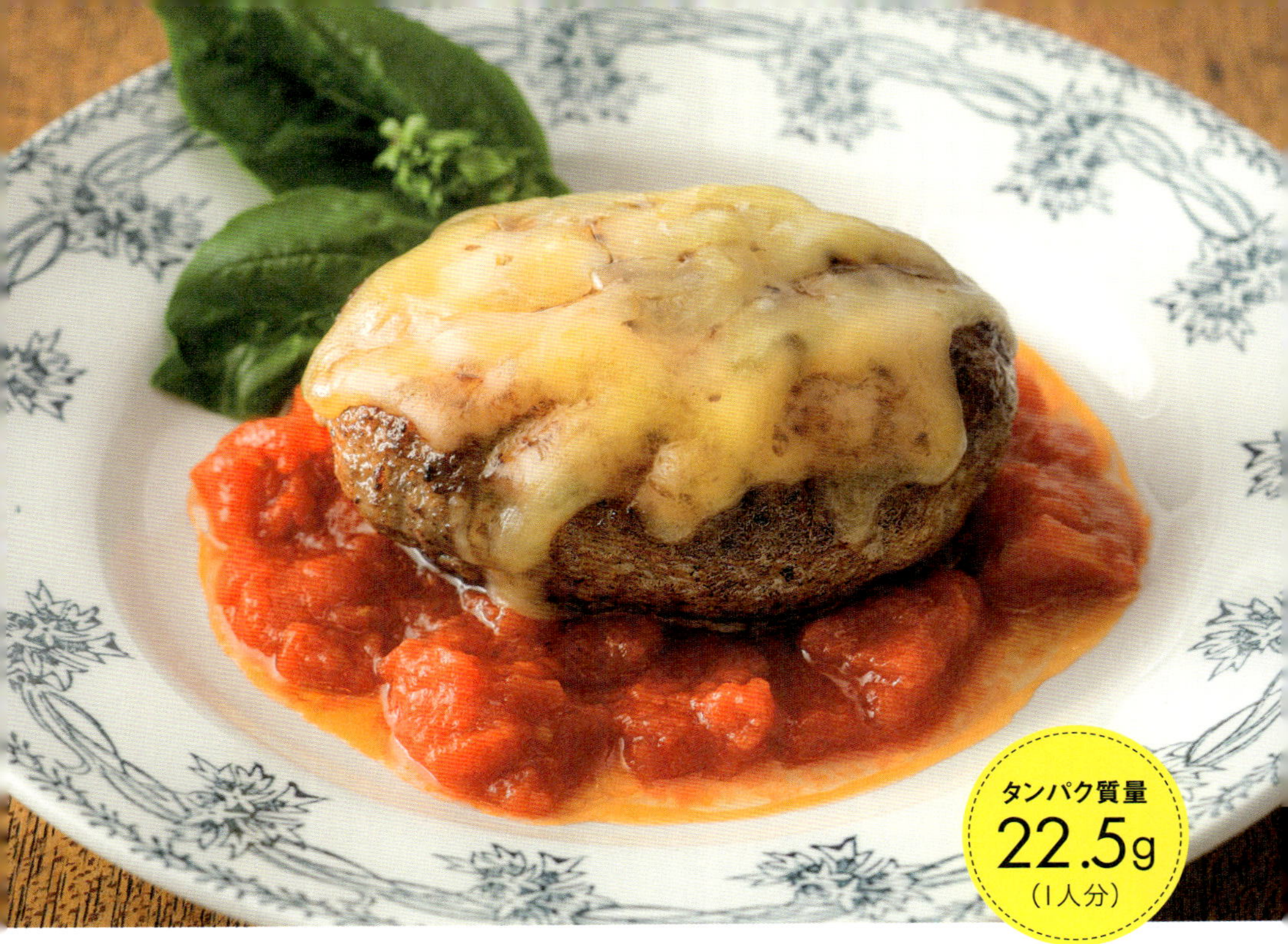

イタリアンハンバーグ

材料(2人分)

Point!
牛豚合いびき肉…200g
玉ねぎ…1/4個
A[パン粉…大さじ3
牛乳…大さじ1]
塩、コショウ…各適量
溶き卵…1個分
オリーブオイル…大さじ1
ピザ用チーズ…30g
B[トマト水煮缶(ダイスカット)…1/2缶(200g)
オリーブオイル…大さじ1
砂糖、塩…少々]
バジル…適量

作り方

1 玉ねぎは細かくみじん切りにする。Aは混ぜ合わせておく。

2 ボウルにひき肉と塩、コショウを入れ、ひき肉が白っぽくなるまでよく混ぜる。**生のままの玉ねぎ**、A、溶き卵を加えてさらによく混ぜて2等分に丸める。空気を抜くように手のひらに打ちつけてだ円に成形し、バットに並べて冷蔵庫に入れて15分ほどおく。 Point!

3 フライパンにオリーブオイルを弱火で熱し、2を並べ入れる。**焼き色がついたら裏返し、蓋をして7〜8分蒸し焼きにする。**ピザ用チーズをのせて蓋をして、チーズが溶けたら器に盛る。 Point!

4 3のフライパンにBを入れてひと煮たちさせ、ハンバーグにかけてバジルをそえる。

ミートファーストの強い味方！

安い赤身肉がやわらか～くなる裏ワザ

ミートファーストダイエットでは、「肉」を食べることが大前提。ところが、肉の中でもおいしくやわらかく食べやすい肉は当然ながら高価です。国産和牛を毎日食べられればいいですが、実際はそうもいきませんね。

ミートファーストダイエット生活で大切なのは継続すること。1週間に1日だけ高級肉を食べるのではなく、毎日肉を食べましょう。そのためには、お手頃価格の肉をうまく活用し、お財布にも負担がかからないことがポイントとなります。

実は、安い（けれど硬い）赤身肉でも、まるで高級肉のようなやわらかさと風味を味わえるテクニックがあるのです。手間も材料費もかからず、誰でも手軽にできる「漬け込みレシピ」をご紹介します。

ご家庭でも実践しやすい「漬け込み」材料は次のとおりです。

便利な漬け込み材料ベスト5

1 キウイ

タンパク質分解酵素プロテアーゼの一種、アクチニジンが肉の筋繊維をほぐし、やわらかくなります。もみ込むことで効果がアップ。胃の消化も促進してくれます。

2 赤ワイン&玉ねぎ

赤ワインに含まれている有機酸および酸性の玉ねぎが肉の筋繊維をほぐし、保水力をアップして肉をやわらかくしてくれる効果があります。

3 塩麹

麹菌が分泌した酵素がタンパク質を分解して肉をやわらかくしたり、臭みを消したりしてくれます。ほかの食材の旨みを引き出す効果も。

4 ヨーグルト

乳酸菌が肉の筋繊維をほぐし、細胞やコラーゲンの成分を含んでふくらみ、肉質をやわらかくしてくれます。肉の臭みもとれるのでおすすめ。

5 炭酸水

ペーハー値5.5の肉を酸性に調整すると保水性がアップします。ペーハー値2.4〜2.8程度の炭酸水に漬ける（＝マリネード処理）ことで、やわらかに。

＊なお、いずれも漬けたあとのお肉は、汁気をよくふき取ってから調理してください。

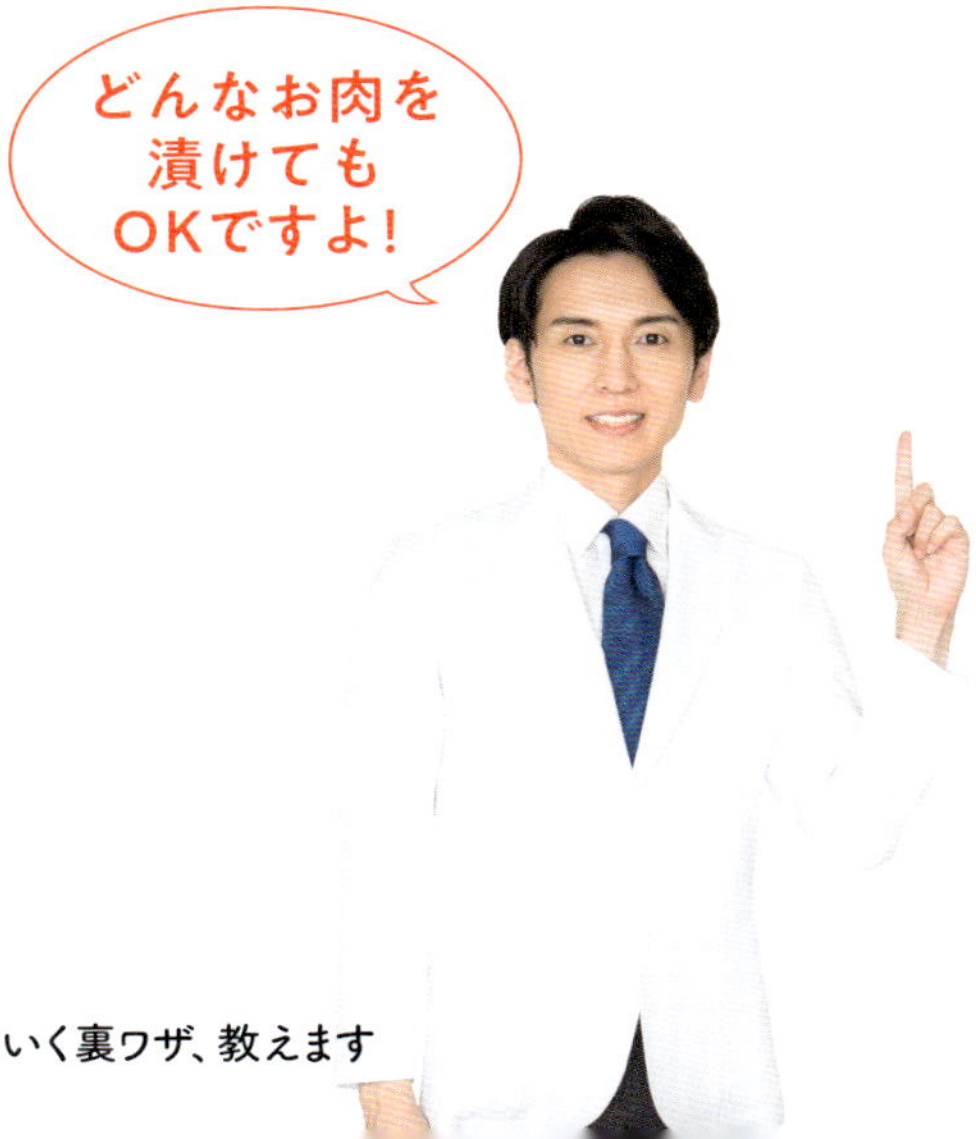

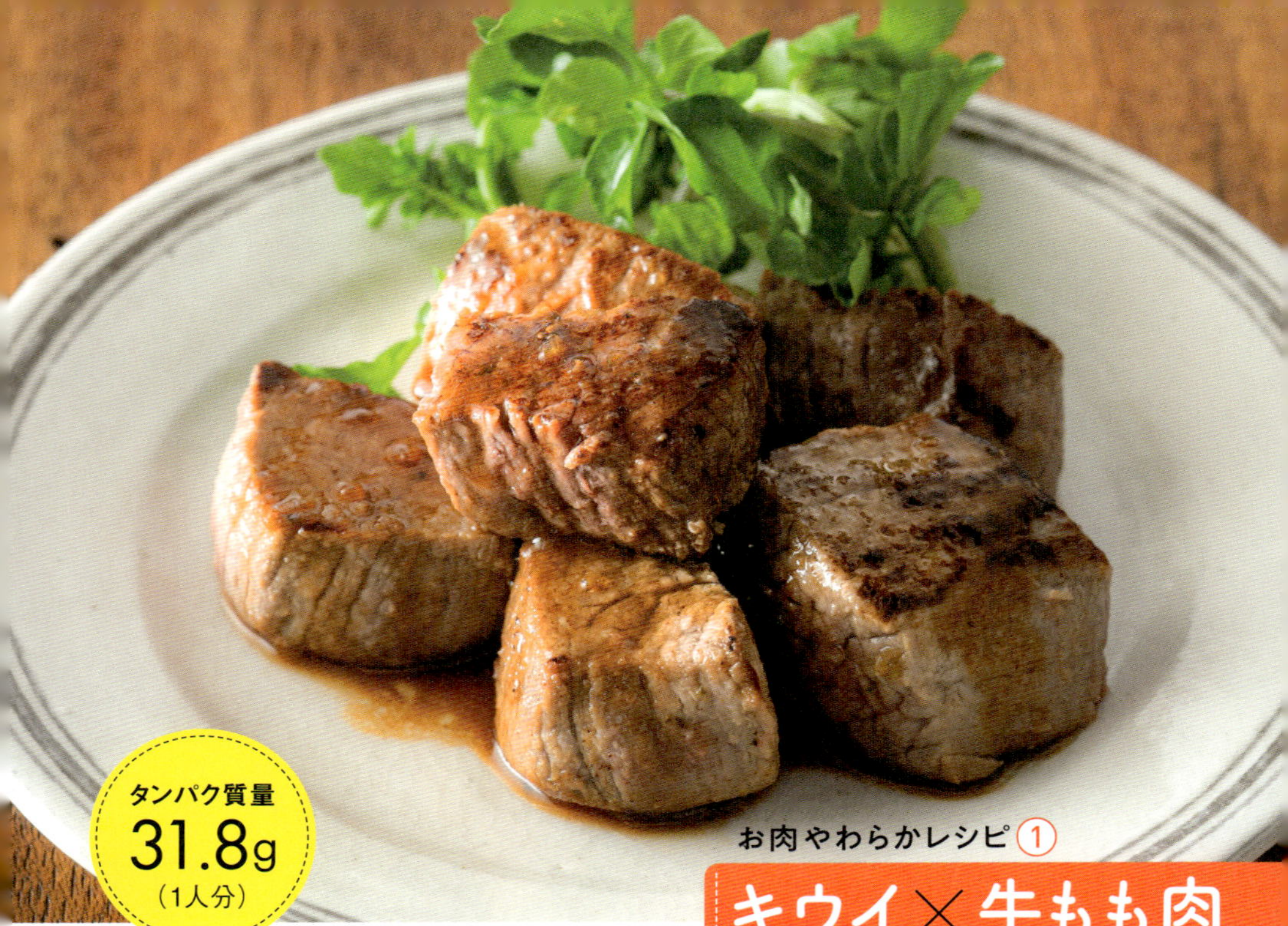

タンパク質量
31.8g
（1人分）

お肉やわらかレシピ①

キウイ×牛もも肉

和風サイコロステーキ

材料（2人分）

牛もも肉（ブロック）…300 g
キウイ…1／2個
塩…少々
オリーブオイル…適量
A しょう油…大さじ1
　柚子胡椒…少々
　クレソン…適量

漬け込み

キウイは皮をむいて角切りにし、保存袋に入れて手でつぶす。牛肉を角切りにして保存袋に加え、キウイを全体に揉み込む。冷蔵庫に入れて1～3時間おく。

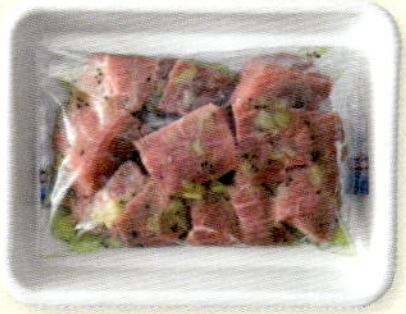

作り方

1 牛肉は冷蔵庫から出して30分ほど置いて常温に戻す。キウイをふきとり、塩をふる。
2 フライパンにオリーブオイルを薄くしいて熱し、牛肉を並べ入れる。焼き色がついたら転がして全面に焼き色をつけ、お好みの焼き加減になったらAを加えてからめる。
3 2を器に盛り、クレソンをそえる。

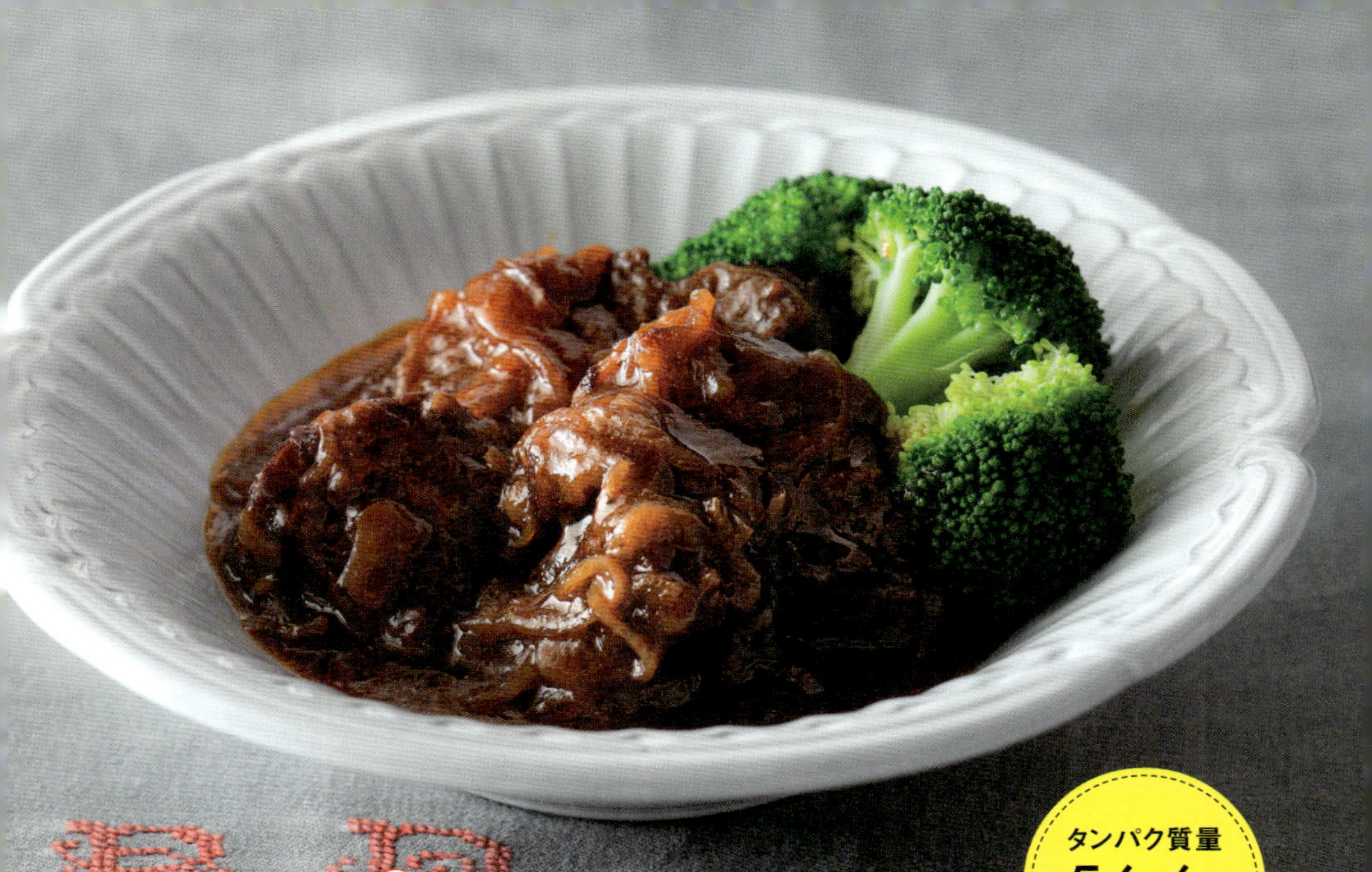

お肉やわらかレシピ②

赤ワイン×玉ねぎ×牛スネ肉

タンパク質量
56.6g
(1人分)

牛肉の赤ワイン煮

材料(2人分)

牛スネ肉
(角切り／煮込み用)…400g
赤ワイン…250ml
玉ねぎ(横に薄切り)…1／2個
ニンニク
(包丁の腹でつぶす)…1かけ
塩、コショウ…適量
小麦粉…適量
オリーブオイル…大さじ1
A バター…10g
A トマトペースト…大さじ1
A はちみつ…大さじ1
ブロッコリー
(小房に分けて塩茹で)…適量

漬け込み

保存容器に牛肉と玉ねぎを入れて赤ワインを注ぎ、冷蔵庫に入れて一晩おく。

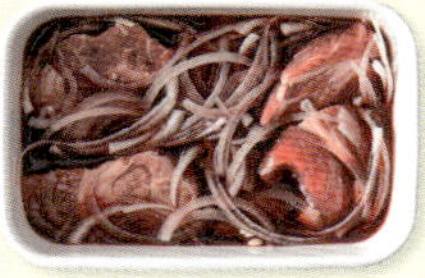

作り方

1 牛肉を取り出してペーパータオルで水分をふき取り、塩、コショウをふって小麦粉を薄くまぶす。
2 厚手の鍋にオリーブオイルとにんにくを入れて弱火で熱し、香りが立ってきたら牛肉を入れて全体に焼き色をつける。つけ汁を玉ねぎごと入れてAを加える。煮立ったらアクをとり除き、蓋をして弱火で2時間ほど煮込む。(途中、煮汁が少なくなったら水を50～100mlほど足す)
3 2を器に盛り、ブロッコリーをそえる。

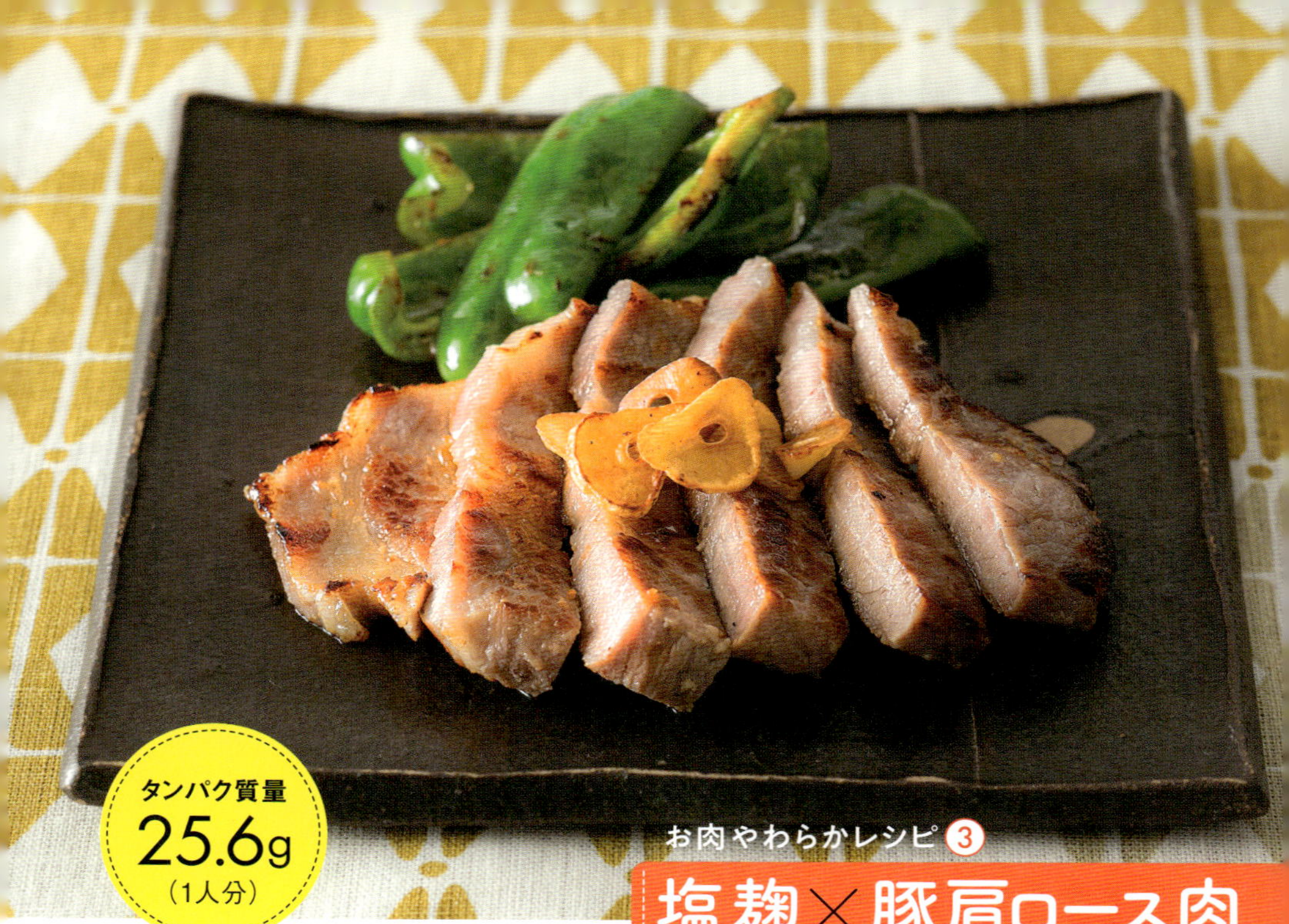

タンパク質量
25.6g
(1人分)

お肉やわらかレシピ③

塩麹×豚肩ロース肉

豚肩ロースの塩麹漬け焼き

材料(2人分)

豚肩ロース肉(厚切り)
…2枚(300g)
塩麹…大さじ2
ピーマン…3本
ニンニク…2かけ
オリーブオイル…小さじ1

漬け込み

豚肉は筋切りをする。豚肉1枚に塩麹大さじ1杯分をまぶしつけてラップで包む。同様にもう1枚も包む。冷蔵庫に入れて3時間以上おく。

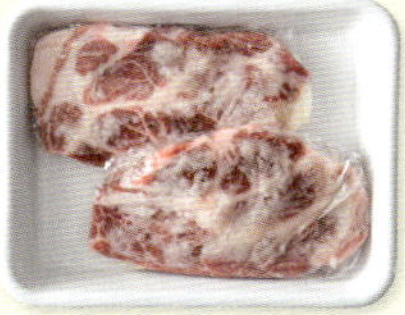

作り方

1 豚肉は塩麹をふきとる。ピーマンは種を取って縦半分に切り、ニンニクは薄切りにする。
2 フライパンに油とニンニクを入れて弱火で熱し、ニンニクがきつね色になったら取り出す。豚肉を並べ入れ、焼き色がついたら裏返して蓋をして3～4分焼く。空いたところにピーマンを加えて焼く。
3 豚肉を食べやすく切って器に盛り、ニンニクチップとピーマンをそえる。

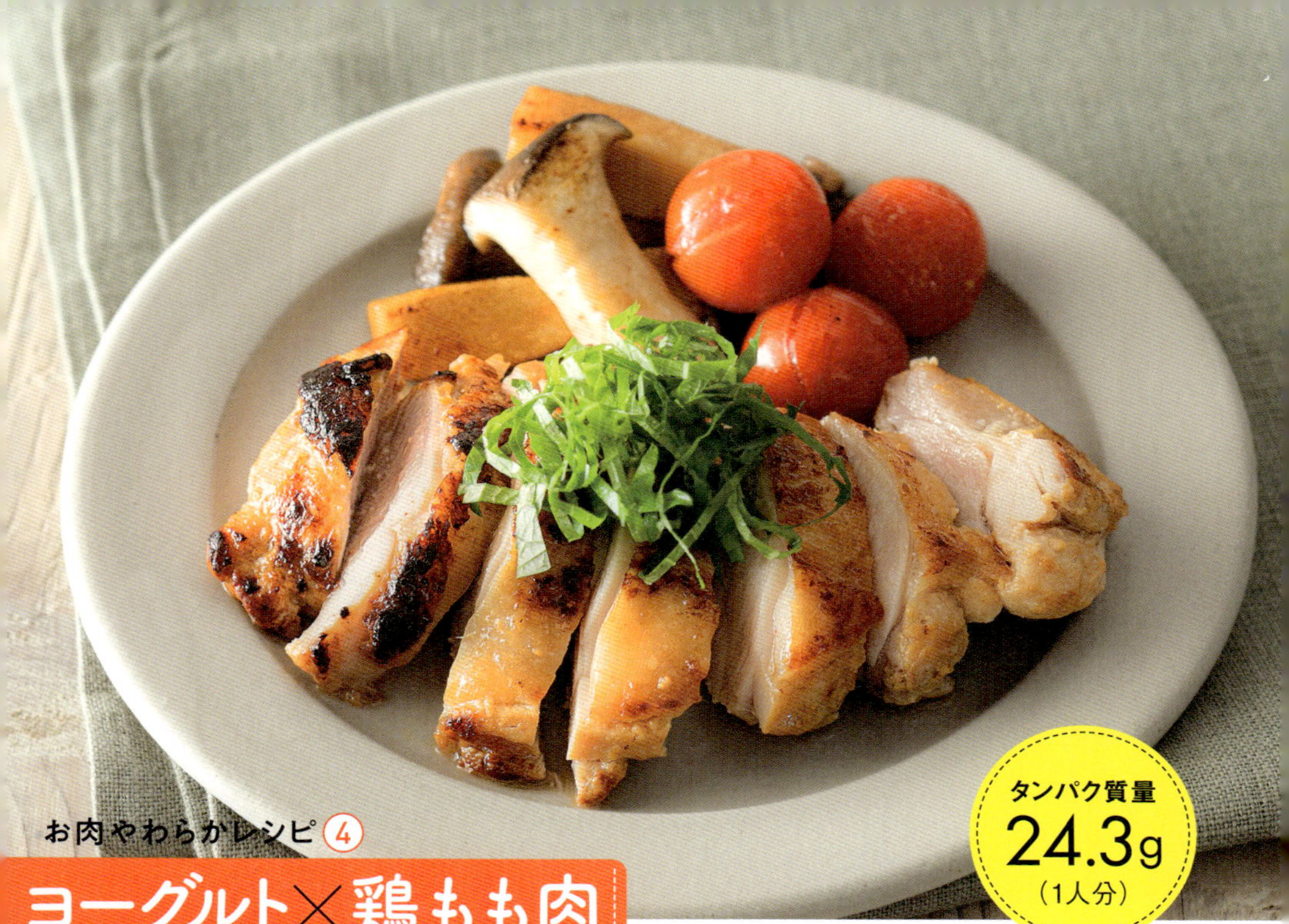

タンパク質量
24.3g
（1人分）

お肉やわらかレシピ④

ヨーグルト×鶏もも肉

ヨーグルトみそ漬けグリルチキン

材料（2人分）

鶏もも肉…大1枚（300g）
A ヨーグルト（無糖）…大さじ3
　みそ…大さじ1
エリンギ…1パック
プチトマト…6個
大葉…4枚
オリーブオイル…小さじ4

漬け込み

鶏肉は厚い部分を切り開いて半分に切り、保存袋に入れてAを加えて揉み込む。冷蔵庫に入れて3時間以上おく。

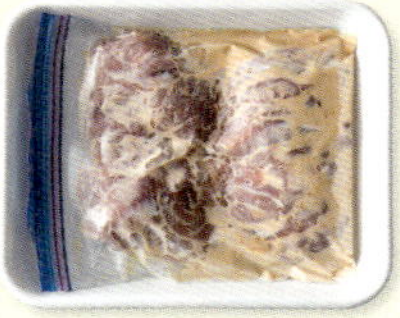

作り方

1 鶏肉はヨーグルトみそをふきとる。エリンギはひと口大に切り、大葉は千切りにする。
2 フライパンにオリーブオイルを弱めの中火で熱し、鶏肉の皮面を下にして入れる。焼き色がついたら裏返し、蓋をして5～6分蒸し焼きにする。空いたところでエリンギとプチトマトを焼く。
3 2の豚肉を食べやすく切って器に盛って大葉の千切りをのせ、エリンギとプチトマトをそえる。

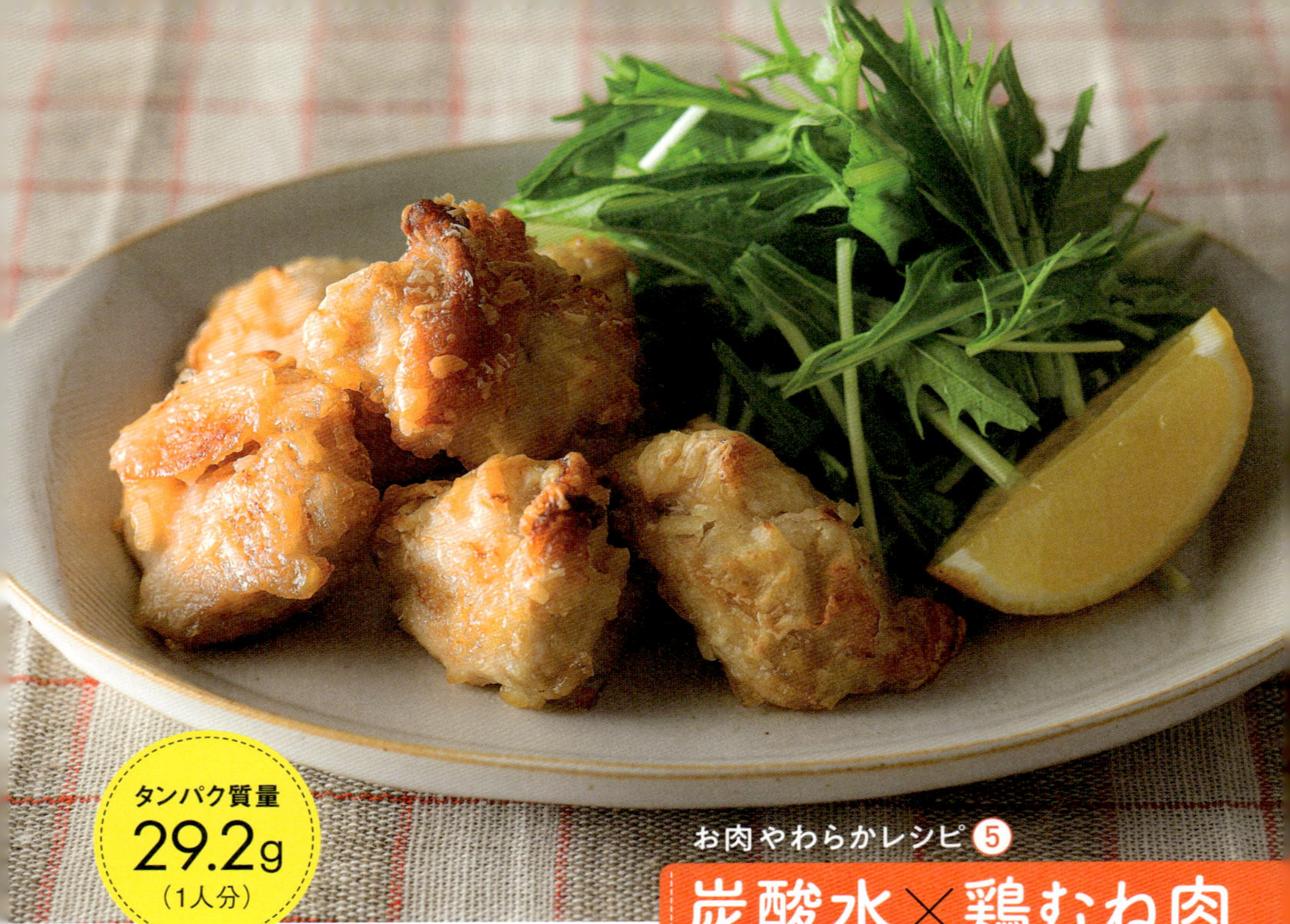

タンパク質量
29.2g
（1人分）

お肉やわらかレシピ⑤

炭酸水×鶏むね肉

揚げない鶏のから揚げ

材料（2人分）

鶏むね肉…大1枚（300 g）
炭酸水…適量
A
- オリーブオイル…小さじ2
- ショウガ（すりおろし）…1かけ分
- しょう油…小さじ1
- 塩…小さじ1／2

小麦粉、片栗粉…各大さじ1
水菜（ざく切り）、レモン（くし形）…適量

漬け込み

鶏肉は厚みを均一にしてひと口大に切り、保存容器に入れて炭酸水をかぶるくらい注ぐ。冷蔵庫に入れて1～3時間おく。

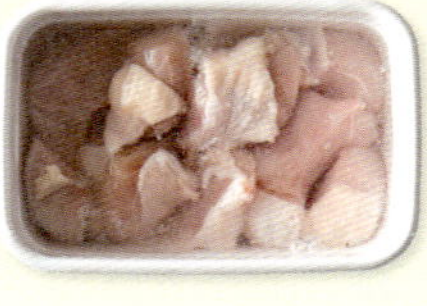

作り方

1 鶏肉は炭酸水をきり、水気をふいてAを揉み込んで15分以上置く。（長く漬けておく場合は冷蔵庫に入れる）
2 1に小麦粉と片栗粉を合わせて入れ、全体にまぶしつける。
3 アルミホイルに油（分量外）を薄く塗って一度丸め、トースターのトレーに広げる。鶏肉を並べ、トースターで15分～20分ほど焼いて火を通す。器に盛り、水菜とレモンをそえる。

※オーブンで焼く場合は、天板にオーブンシートを広げて鶏肉を並べ、220度に予熱したオーブンで10分焼き、裏返してさらに10分ほど焼く。

参考文献

◎『最新医学で証明された最高の食事術』
日比野佐和子著　講談社

◎『マンガでわかる　ココロの不調回復　食べてうつぬけ』
奥平智之著　主婦の友社

◎『正しい肉食　五〇歳をすぎたら肉を食べなさい！』
熊谷 修著　集英社

◎『最強「肉食」ダイエット』
長谷川香枝著　渡辺信幸監修　世界文化社

◎『世界一シンプルで科学的に証明された究極の食事』
津川友介著　東洋経済新報社

◎『トロント最高の医師が教える 世界最新の太らないカラダ』
ジェイソン・ファン著　サンマーク出版

◎「日本人の食事摂取基準」
（2015 年版および 2020 年版報告書案）厚生労働省

◎田中寿樹「長鎖脂肪酸による腸管ホルモンの分泌促進作用とその機構に関する研究」京都大学学術情報リポジトリ

◎木村郁夫「創薬応用を目指した脂肪酸受容体の機能解析」Vol.50 No.9 2014 ファルマシア

◎西電力医学研究所 清野裕所長、矢部大介副所長、同糖尿病研究センター 桑田仁司部長らの研究グループ「米飯の前に魚料理や肉料理をとる「食べる順番」がインクレチンを介して食後の血糖上昇を改善：糖尿病の予防や治療に活かせる食事療法の新展開」欧州糖尿病学会機関誌「Diabetologia」（オンライン版）

◎山田悟「迷走するコレステロール・卵論争　観察研究から食事を考えることの限界」Medical Tribune

◎Verónica Piñeiro & Alicia Ortiz-Moreno & Rosalva Mora-Escobedo & María Dolores Hernández-Navarro & Guillermo Ceballos-Reyes & Germán Chamorro-Cevallos “Effect of L-arginine Oral Supplementation on Response to Myocardial Infarction in Hypercholesterolemic and Hypertensive Rats” Plant Foods Hum Nutr (2010) 65:

◎Frederick Vuvor, Thomas Ndanu “Effect of lysine supplementation on cardiovascular response to stressors of households in two peri-urban communities in Ghana” © 2016 Journal of Health Research and Reviews

◎Akihiro Shimomura, Isao Matsui, Takayuki Hamano, Takuya Ishimoto, Yumiko Katou, Kenji Takehana,| Kazunori Inoue, Yasuo Kusunoki, Daisuke Mori, Chikako Nakano, Yoshitsugu Obi, Naohiko Fujii, Yoshitsugu Takabatake, Takayoshi Nakano,Yoshiharu Tsubakihara, Yoshitaka Isaka, and Hiromi Rakugi “Dietary L-Lysine Prevents Arterial Calcification in Adenine-Induced Uremic Rats” J Am Soc Nephrol 25: 1954–1965, 2014

◎Sonia Vega-López , Nirupa R. Matthan , Lynne M. Ausman, Scott V. Harding , Todd C. Rideout, Masumi Ai, Seiko Otokozawa, Alicia Freed, Jeffrey T. Kuvin, Peter J. Jones. Ernst J. Schaefer, Alice H. Lichtenstein “Altering dietary lysine:arginine ratio has little effect on cardiovascular risk factors and vascular reactivity in moderately hypercholesterolemic adults” Atherosclerosis 210 (2010) 555–562

◎Pratik B. Sandesara, Salim S. Virani, Sergio Fazio, and Michael D. Shapiro “The Forgotten Lipids: Triglycerides, Remnant Cholesterol, and Atherosclerotic Cardiovascular Disease Risk” https://academic.oup.com/edrv

◎C. Cherbut, A. C. Aubé, H. M. Blottière & J. P. Galmiche “Effects of Short-Chain Fatty Acids on Gastrointestinal Motility” SCFA motility Cherbut-1997

◎N. B. DASS, A. K. JOHN,– A. K. BASSIL, C. W. CRUMBLEY,à W. R. SHEHEE,§ F. P. MAURIO,à G. B. T. MOORE, C. M. TAYLOR & G. J. SANGER “The relationship between the effects of short-chain fatty acids on intestinal motility in vitro and GPR43 receptor activation” Neurogastroenterol Motil (2007) 19,

◎Boushra Dalile, Lukas Van Oudenhove, Bram Vervliet and Kristin Verbeke “The role of short-chain fatty acids in microbiota–gut–brain communication” SCFA Nature Reviews Dalile-2019

◎A Belza, S Toubro and A Astrup “The effect of caffeine, green tea and tyrosine on thermogenesis and energy intake” European Journal of Clinical Nutrition (2009) 63,

◎Victor W. Zhong, PhD; Linda Van Horn, PhD; Marilyn C. Cornelis, PhD; John T. Wilkins, MD, MS; Hongyan Ning, MD, MS; Mercedes R. Carnethon, PhD; Philip Greenland, MD; Robert J. Mentz, MD; Katherine L. Tucker, PhD; Lihui Zhao, PhD; Arnita F. Norwood, PhD; Donald M. Lloyd-Jones, MD, ScM; Norrina B. Allen, PhD “Associations of Dietary Cholesterol or Egg Consumption With Incident Cardiovascular Disease and Mortality” JAMA March 19, 2019 Volume 321, Number 11

◎Kimiko Nishino, Masaru Sakurai, Yumie Takeshita and Toshinari Takamura “Consuming Carbohydrates after Meat or Vegetables Lowers Postprandial Excursions of Glucose and Insulin in Nondiabetic Subjects” Journal of Nutritional Science and Vitaminology 64, 316–320, 2018

◎Huicui Meng, Nirupa R Matthan, Lynne M Ausman, and Alice H Lichtenstein “Effect of macronutrients and fiber on postprandial glycemic responses and meal glycemic index and glycemic load value determinations “Am J Clin Nutr 2017;105:842–53. Printed in USA. 2017 American Society for Nutrition

◎A. Santangelo , M. Peracchi , “Physical state of meal affects gastric emptying, cholecystokinin release and satiety” British Journal of Nutrition (1998), 80,

ミートファーストダイエット
著者　工藤孝文

2019年10月20日　初版発行

発行者　横内正昭
編集人　青柳有紀

発行所　株式会社ワニブックス
〒150-8482
東京都渋谷区恵比寿4-4-9 えびす大黒ビル
TEL　03-5449-2711（代表）／03-5449-2716（編集部）
ワニブックスHP https://www.wani.co.jp
WANI BOOK OUT http://www.wanibookout.com

印刷所　株式会社　美松堂
製本所　ナショナル製本

STAFF

撮影　貝塚純一
イラスト　坂木浩子
デザイン　FANTAGRAPH
執筆協力　井上真規子（有限会社verb）
スタイリング　井上裕美子（エーツー）
レシピ協力　井上裕美子　青木夕子（エーツー）
校正　深澤晴彦
編集　石橋和佳
編集統括　吉本光里（ワニブックス）

本書で紹介した方法を実行した場合の効果には個人差があります。
また、持病をお持ちの方、現在通院されている方は事前に主治医と相談の上、実行してください。
定価はカバーに表示してあります。

落丁本・乱丁本は小社管理部にお送りください。送料は小社負担にてお取換えいたします。
ただし、古書店等で購入したものはお取替えできません。
本書の一部または全部を無断で複写・複製・転載・公衆送信することは、
法律で認められた範囲を除いて禁じられています。

©Takafumi Kudo 2019

ISBN978-4-8470-9838-3